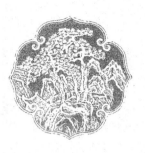

中国民间医学丛书

中国民间刮痧术

曾上劼　编著

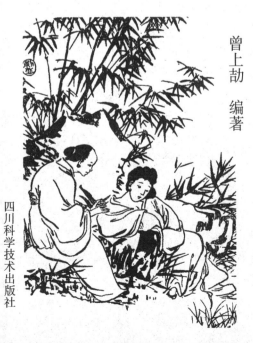

四川科学技术出版社

图书在版编目（CIP）数据

中国民间刮痧术/曾上劼编著.—成都：四川科学技术
出版社，2008.9（2024.10重印）
（中国民间医学丛书）
ISBN 978-7-5364-6556-5

Ⅰ．中…Ⅱ．曾…Ⅲ．刮搓疗法 Ⅳ．R244.4

中国版本图书馆CIP数据核字(2008)第140583号

中国民间医学丛书

中国民间刮痧术
ZHONGGUO MINJIAN GUASHASHU

编　　著　曾上劼

出 品 人　程佳月
责任编辑　李迎军
助理编辑　王天芳
营销编辑　刘　成　邓玉玲　程东宇
封面设计　李　庆
责任出版　欧晓春
出版发行　四川科学技术出版社
　　　　　成都市锦江区三色路238号　邮政编码 610023
　　　　　官方微博 http://weibo.com/sckjcbs
　　　　　官方微信公众号 sckjcbs
　　　　　传真 028-86361756
成品尺寸　146 mm × 210 mm
印　　张　7.75　字数　200　千
印　　刷　成都蜀通印务有限责任公司
版　　次　2008年9月第1版
印　　次　2024年10月第4次印刷
定　　价　68.00元

ISBN 978-7-5364-6556-5

邮　　购　成都市锦江区三色路238号新华之星A座25层　邮政编码：610023
电　　话　028-86361770

丛书主编

刘光瑞

丛书编委会

刘光瑞　刘少林
林　红　杨殿兴　曾上劼

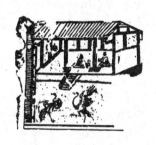

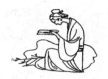

重印说明

《中国民间刮痧术》出版发行已经 14 年了。

回顾这 14 年，世界范围内对刮痧的研究与运用已经得到很大的发展。2010 年 12 月正式形成了《针灸技术操作规范·刮痧》的中华人民共和国国家标准（以下简称《标准》），并在 2014 年 12 月正式实施。《标准》明确定义刮痧是"用特制的刮痧器具，依据中医经络腧穴理论，在体表进行相应手法刮拭，以防治疾病的方法。"将刮痧更广泛和清晰地应用于内、外、妇、皮肤、五官科等 36 个病证之中。

诚如本书前言所说"我对于传统中医一直信守继承的立场"。在我近 30 年的刮痧工作中，遵循《标准》"依据中医经络腧穴理论"的基本原则，一直把刮痧置于中医理论指导之下开展系统的研究与运用。2008 年我借四川科学技术出版社邀我参与中国民间医学丛书编委会编著本书的机会，从刮痧工具、具体手法、刺激部位，治疗原理，古今运用等方面，对刮痧的刺络特征进行了充分阐述，更对清康熙 13 年郭右陶《痧胀玉衡》所论痧证的络脉受邪特征进行全面分析，认定刮痧既是一个民间疗法，也是符合中医刺络泻邪理论归属于中医针灸学的刺络技术。它以浅刺皮肤络脉方式，重点治疗全身湿气遏郁，浅表络脉闭阻的肌肤痧证候，是治疗肌肤痧

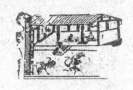

证最为有效的疗法。

本书出版之后，我收到了一些读者的反馈信息，认为本书论述刮痧的角度新颖，读后很受启发。而且我在书中的观点也得到同行认可。我从 2006 年开始一直连续三届被推举为中国针灸学会砭石与刮痧专业委员会委员，担任"国家标准——刮痧疗法技术操作规范"意见咨询专家。2016 年更被选举为中国针灸学会砭石与刮痧专业委员会常务委员。2018年成都针灸学会正式成立中医刮痧专业委员会，由我担任主任委员。在我的带领下正式拟定《中医刮痧治疗肌肤痧证疗法操作规范》和《肌肤痧证的评估判断规范及诊断标准》，形成了刮痧治疗肌肤痧证疗法（简称：刮痧疗痧法）的治疗路径。两份文件已在成都针灸学会备案，正逐步在成都地区推行。本疗法也融入到我主持的"四川省中医药'治未病'健康工程项目"和"成都地区中医健康管理体系建设方案研究"课题。

这次本书重印，对原书存在的个别文字瑕疵和提法做了一些修订和补充，希望能够给更多读者带来既符合《标准》，也能体现中医刺络理论与刮痧运用的有益启示。

曾上劼

2022 年 4 月 谷雨

中国民间刮痧术

序

　　刮痧是在中医经络腧穴理论指导下,用特制的器具,在体表进行相应的手法刮拭,使皮肤出现潮红,或出现红色粟粒、紫红色、暗红色的血斑、血泡等出痧变化,达到活血透痧、防治疾病等目的的一种外治法,亦称刮痧疗法。

　　刮痧的主要工具是刮痧板,由牛角、砭石、玉石等质地坚硬的材质制成。刮痧时涂抹在体表相应刮拭部位的一种护肤增效制剂为刮痧介质,有刮痧油和刮痧乳两种。刮痧是中医外治法的重要组成部分,也是中医临床实践常用的特色治疗项目,它对疼痛性疾病、骨关节退行性疾病和神经、肌肉、血管性等疾病,均有较好的防治效果,具有简、便、廉、验的特点,尤其适宜于家庭、乡村和社区,在临床上被广泛应用。

　　大多数学者认为,刮痧疗法与砭石、针灸、热熨、推拿、拔罐、放血等疗法的源流密切相关,由多种疗法相互演变而产生,其历史可以追溯到2 000多年前的先秦时代,虽然刮痧疗法形成的具体时间已不可考,但它长期以来流传于民间,薪火相传,沿用不废。现代刮痧疗法集预防、治疗和保健为一体,因其简便易行,广受群众欢迎。在刮痧治疗方面,近年来一些综合性医院或中

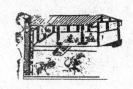

医特色专科医院的针灸、推拿按摩、理疗康复等科室广泛采用该法，配合治疗疼痛性疾病、骨关节退行性疾病和神经、肌肉、血管性疾病等，均取得了较好的疗效。在刮痧保健方面，则以保健为主要目的，手法更简便，操作更安全，主要适用于疾病早期预防、病后康复、纠正功能性病证以及亚健康症候、减肥美容、消除疲劳、提高功能等方面。

《痧胀玉衡》是我国目前现存最早的刮痧专著。撰于清康熙十三年甲寅（1674），为郭右陶的代表作。全书4卷，计7万余字。卷上列《痧症发蒙论》、《玉衡要语》及《玉衡脉法》等篇，分为53节，主要论述痧证的病因、病机、症候、诊断、治则等基础理论。卷中与卷后分列98节，主要结合实际案例阐发各种痧证的因、证、脉、治等，共载痧证45种，并录医案212则，其他诸病如不兼痧者则不在论述范围；又一般心腹痧痛，简单刮放即愈者，论述亦从简。卷下列《备用要方》、《药性便览》等5篇，载述治疗痧证的相关方药，共录药78味，载方65首。书末有作者后记，以问答形式简论了一些有关痧证的学术观点。郭氏治疗痧证，归纳为刮、放、药三法。"其治之大略，有三法焉：如痧在肌肤者，刮之而愈；痧在血肉者，放之而愈，此二者皆其痧之浅焉者也，虽重亦轻。若夫痧之深而重者，胀塞肠胃，壅阻经络，直攻乎少阴心君……即欲刮之放之，而痧胀之极，已难于刮放矣……痧症（证）至此，信乎非药不能救醒，非药莫能回生。则刮放之外又必用药以济之。"

所谓刮法，即刮痧，《痧胀玉衡》载："背脊、颈骨上下及胸前胁肋、两背肩臂痧，用铜钱蘸香油刮之，或用刮舌刨子脚蘸香油

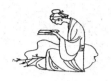

刮之。头额、腿上痧,用棉纱线或麻线蘸香油刮之。大小腹软肉内痧,用食盐以手擦之。"如清代医家夏云集所用之"夏法":"刮者,医指挨皮肤,略加力而下也。"这就是对刮痧疗法的早期认识。

所谓放法,又称刺法,"凡痧有青筋紫筋,或现于数处,或现于一处,必须用针刺之,先去其毒血。"郭氏总结出放痧的常用部位、器具、操作要点及注意事项。10处常见的放痧部位,即头顶心百会穴、印堂穴、两太阳穴、喉中两旁、舌下两旁、双乳、两手十指头、两臂弯、两足十指头与两腿弯。刺时只需针锋微微入肉,不必深入。刺头顶心时,须挑破略见微血即可,不可直刺。有些部位则不能采用放刺法,如"腿上大筋不可刺,刺亦无毒血,反令人心烦。腿两边硬筋上筋,不可刺,刺之恐令人筋吊……其指尖刺之太近指甲,虽无大害,当知令人头眩。"放痧的器具,郭氏最为推崇银针,他说:"余惟以银针刺之。则银性最良,入肉无毒,以之治至深之痧毒,不尤愈于铁针乎? 此余所以刺痧筋者,独有取乎银针也。"

所谓药法,即采用方药进行治疗,这是相对于刮、放等外治法的内服方法。经过刮放之后,肌肤血肉之毒已除,但脏腑经络之毒仍有未尽,这就需要采用专门治疗痧证的方药继续进行治疗,才能达到治愈疾病的目的。需要注意的是,采用方药治疗,首先要在肌肤血肉之痧毒经刮放被除尽后才能进行,否则很可能用药不效或加重病情;其次要辨证准确,用药得当,如"轻者用药不可重,重则恐伤本原;重者用药不可轻,轻则治之不效。"另外,由于痧证症情复杂,如犯在气分有兼痰兼血,在血分有兼食

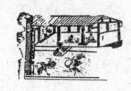

兼积,或又有兼外感内壅等情况,用药需考虑周到,有"痧胀用药不厌多"之说。

　　20 世纪 90 年代以来,在全球回归自然疗法的热潮中,刮痧疗法得到了大力的发展,它与针灸、按摩、拔罐等疗法一同成为公费医疗、医疗保险的特色诊疗项目。1990 年末,经陕西中医学院张学文教授的推荐介绍,来自台湾的吕季儒先生与我以前所在的中国中医科学院中医基础理论研究所合作,我作为中国中医科学院的第一个代表参加了刮痧项目的教学、医疗和推广工作,先后在北京、上海、杭州、成都等地开展了刮痧排毒保健的宣传讲座和技能培训,全国由此掀起了刮痧排毒保健的热潮。2002 年,国家劳动和社会保障部拟把刮痧列为我国一个新的职业,我有幸被聘请为《保健刮痧师》国家职业标准的起草和审定专家组组长,参加了《保健刮痧师》国家职业标准的起草和审定,该标准于 2003 年 8 月 18 日由国家劳动和社会保障部颁布实施,从此,保健刮痧师被正式列为我国一种新的职业,使保健刮痧成为广大群众自我保健和创业就业的一项合法的劳动服务技能;同时受国家劳动和社会保障部委托,由中国中医科学院中医基础理论研究所承担,主要由我组织全国的部分刮痧专家,编写了用于《保健刮痧师》国家职业资格培训的统编教程和《保健刮痧师》国家职业技能鉴定的考试指导手册以及相关的《国家职业保健技能社区实用全书》,以保证和指导保健刮痧行业的健康发展。2006 年经中华人民共和国民政部批准,中国针灸学会成立了砭石与刮痧专业委员会,并挂靠在中国中医科学院针灸研究所。在成立大会暨学术研讨会上,我认识了来自四川的优秀代

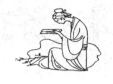

表曾上劼医生,他长期从事刮痧临床工作,积累了丰富的治疗经验,被推选为中国针灸学会砭石与刮痧专业委员会委员。此后,我负责的国家中医药管理局中医药标准化项目《刮痧技术操作规范》课题,他也积极参加并提了不少建议,该课题由中国针灸学会归口管理,中国中医科学院针灸研究所牵头,于2007年12月通过验收,被列为中医药行业标准。

　　曾上劼同志中医基础知识扎实,勤于思考,刻苦钻研,发表了《镵针辨》、《经络刮痧前后白细胞变化分析》以及《经络刮痧的中医原理浅析》等论文,是一位热爱刮痧技术、知识广博、综合素质高、科研能力强、具有发展前途的医学科学工作者。为了满足他的求知欲,让他能够继续深造,更多地了解古代痧证知识,我送给他一本电子版《痧胀玉衡》,这个电子版是我的研究生为研究《痧胀玉衡》的学术思想与我一起点校收录完成的。曾上劼同志编著的《中国民间刮痧术》,以《痧胀玉衡》为蓝本,结合自己多年的中医临床实践经验和中医刮痧专科的体会,对古典医籍作了科学的解释、系统整理和对比分析,从刮痧治疗中医症候性疾病→痧证→一种被确认为络脉受邪的中医症候的角度,提出了一些值得关注、探讨的问题和建议。全书共分四篇,其中:上篇刮痧基础,对中医刮痧术的概念、渊源,与砭石、镵针的关系,刮痧术的演变,刮痧板的形态和优点比较,刮痧介质应用,刮痧操作原则、运板手法、施术部位、运板步骤以及刮痧术的刺络特征、技术、原理等方面进行了论述。中篇刮痧术的临床应用,对痧证的概念、发生原因、症候特征、诊断与鉴别诊断、痧证的分类、治疗原则、痧证的善后调养、痧证的服药方法以及痧证的络

序

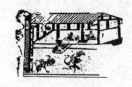

脉受邪特征和意义进行了论述。下篇刮痧案例介绍,对《痧胀玉衡》中所涉及刮痧术的主要35个痧证案例进行了分析和讨论。并且介绍了自己在临床经常使用刮痧术治疗的案例。整个下篇的论述可以作为上篇和中篇内容在临床实践方面的映衬。附篇罗列《痧胀玉衡》所载方剂和所载药物,供后学查阅研讨。

受曾上劼同志的热情邀请,我成为本书的第一个读者,作为同行,为他的热情好学所动,于是欣然命笔,草就此文以为序,愿与之共勉。

中国中医科学院博士研究生导师

中国中医科学院针灸研究所副所长

中国针灸学会砭石与刮痧专业委员会主任委员

杨金生

2008 年 8 月 18 日于北京

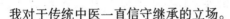

前　言

我对于传统中医一直信守继承的立场。

自从上世纪80年代末到90年代初期,刮痧疗法风靡神州。当时作为一个从事中医内科工作的我,有缘经先祖父曾彦适(成都市知名老中医,市人民代表)的么徒弟温如秀老师,传授给我这个被称为神奇的刮痧外治方法,使我对它倍感兴趣、获益良多。从那时起,在我从事中医内科临床的过程中,在辨证施治的前提下,开始不断实践着刮痧治法,收集刮痧的临床资料,同时也不断地翻阅古籍资料,多方请教,终于感悟到刮痧是属于我们中医针灸的镵(chán)针刺法,属于刺络法。其治疗的病证,是一类络脉受邪、闭阻不通的中医证候。1997年5月,我在成都市第一人民医院领导的支持下,创建了"经络刮痧专科"。在专科工作中,我更加自觉地把刮痧作为中医刺络治法,在细心辨证的前提下进行使用,收到了很好的效果,也受到同行的认可;相继也引来不少外国友人的参观和交流。当他们看到我使用的刮痧疗法收到即时和惊人的效果时,都称它是"一种不可思议的外治法"。

我在1999年第4期的《四川中医》上发表了《经络刮痧的中医原理浅析》的论文。在这篇文章中,我简要地介绍了传统中医使用刮痧治疗疾病的道理。当时主要是想把这种有中医理论指

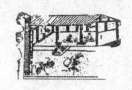
导的刮痧方法与流传在社会上民间刮痧疗法加以区别,以便于将刮痧疗法重点放到中医治疗络脉受邪的范畴进行研究和运用。从那以后,我更不断深入临床实践,收集临床资料,观察临床效果,进行多方面的临床和理论研究,在《中国针灸》2002年第4期和《黑龙江中医药杂志》2003年第1期上,分别发表了《镵针辨》以及《经络刮痧前后白细胞变化分析》等论文。2003年,我作为支医扶贫志愿者,将我所掌握的中医刮痧疗法带到了藏区,为藏区各民族群众治疗相关的疾病,疗效神奇,深受藏区民众欢迎,更使我体会到这种刮痧疗法具有广泛的实用价值。

2003年我有幸被评选为成都市名中医,我的专科工作进一步受到各方面的重视。领导让我在成都中医名医馆设立中医刮痧专科,使我一人拥有了一间30多平方米的诊疗室,并且还配备电脑,让我建立电子医生工作站,使我能够更好地收集和积累临床第一手资料。我的专科工作具有中医独特的诊疗特色。我对每位病人都要进行中医辨证,之后再拟定治疗方案。当发现有络脉受邪、闭塞不通的症候时,则给予相应的刮痧外治法,或配以荡涤浊邪的内服中药。由于名医馆的专科工作中,所遇到的疑难重病是多种多样的,当没有络脉受邪、闭塞不通证候,不能使用刮痧法时,我就同样根据辨证施治的原则,或者只是给予中药,或者以中药配合与患者相适应的灸法、药物外洗、热熨等外治疗法。在2006年12月之后,我还配合使用了放血外治法。我所主持的中医刮痧专科,发展到现在,形成了一个以刮痧为特色,具有内外结合整体治疗优势的中医传统诊疗科室。其所治疗的病种,主要涉及各种疑难杂证,诸如由于免疫功能低下的反复感冒、慢性支气管炎、糖尿病、重症肌无力、妇女更年期综合征等等,以及很多诸如顽固性咳嗽、失眠、头痛、眩晕、痹证等中医

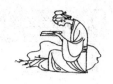

病证。

2006年12月,喜逢中国针灸学会砭石与刮痧专业委员会在北京成立,我有幸被推选为专业委员会委员。更使我感到欣喜的是,全国政协委员、中国中医科学院医学博士、博士研究生导师、中国中医科学院针灸研究所副所长、中国针灸学会砭石与刮痧专业委员会主任委员杨金生研究员赠送给我一本电子版的《痧胀玉衡》(清康熙十三年,郭右陶著)。这本书是我梦寐以求的一本关于中医治疗痧证的专著。我如饥似渴地学习着《痧胀玉衡》,并且对照《痧胀玉衡》不断地钻研《内经》有关络脉和刺络法的相关章节。我从这些古籍中更感悟到了中医刮痧疗法的更高深的含义。虽然我有10多年的刮痧临床实践的经验,而对刮痧疗法有了理性升华的认识,还是从我对中医古籍的不断学习和联系临床实践的感悟得来。在此,我非常感谢送与我《痧胀玉衡》的杨金生主任委员。

2007年,我又通过一位在四川省图书馆工作的邻居李小燕女士的帮助,在馆存的《续修四库全书》中查阅到了清代郭右陶所著的《痧胀玉衡全书》。我的父亲曾远期,以年逾八旬的高龄,投入极大的热情,以《痧胀玉衡全书》为蓝本,对电子板的《痧胀玉衡》进行了认真仔细地校对;我在学习《痧胀玉衡》时,受到很大裨益。这里对帮助我学习《痧胀玉衡》的人们表示真诚的谢意!

其实,在《痧胀玉衡》这本最具权威治疗痧证的专书中,刮痧只是一种治疗"肌肤痧"的外治方法。对痧证的外治方法,还有一种被称为治疗"血肉痧"的刺痧筋的外治法,也叫做放痧。刮痧和放痧构成了治疗痧证最有特点的外治方法。同时,《痧胀玉衡》中所介绍的治疗痧证的药物疗法,也是治疗痧证中的一种不

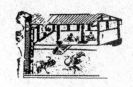

可替代的治痧方法。

何为痧证？痧证的实质是什么？刮痧、放痧为什么能够治疗痧证？作为一个中医医生掌握刮痧和放痧疗法治疗痧证的意义何在？我带着这些问题去学习，并且也在临床中不断的实践，同时也通过自己不断的思考和总结，大体有如下认识：

第一点，痧证的实质是一个络脉受邪的中医证候。根据我的考察，痧证众多的临床表现，以及发病形式，有众多相似于《内经》中的"邪客络脉"和"络脉实证"的地方，因此，我认为痧证是一个与《内经》"邪客络脉"和"络脉实证"相关的络脉受邪证候，而且治疗痧证特有的刮痧术和放痧术，具有明显的刺络特征，这进一步说明被具有刺络泻邪作用的刮痧术和放痧术治疗的痧证，就是一个络脉受邪证候。我认为，将痧证明确定位为络脉受邪的中医证候，不仅为痧证的治疗指明了一个尊崇刺络古法的治疗方向，而且自古以来对痧证治疗的丰富临床实践和文献记载，将充实《内经》络脉病变的内容，并将为进一步研究络脉病证提供大量的临床依据。

第二点，刮痧和放痧的实质就是一个古老的镵针刺法和锋针刺法，都是一种中医的刺络方法。它也应该是清朝著名医家俞嘉言在论述络脉病变时，所感叹失传的"砭射"治法。这种治法原本就应该在中医理论指导之下，遵循辨证施治的原则进行认真的使用和推广，而不能只是一个简单的民间疗法就能将其替代。刮痧术和放痧术治疗疾病的原理，和其他任何一种刺络方法一样，都是以出血的手段达到泻邪的目的，完全符合《内经》"以泻其邪而出其血"的刺络治病的原理。

第三点，通过对刮痧和放痧疗法的学习和实践，更使我体会到，我们现在从事中医工作的人员，还应该更加积极地挖掘诸如

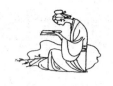

员针、锃针、铍针、员利针、毫针、长针、大针等的传统的中医针刺治法，使它们更能发扬光大，为现代人的健康服务。

《素问·异法方宜论》在论述了来自东、西、南、北、中五方的砭石、毒药、九针、灸焫、按跷的五种治法之后，有这么一段话，"故圣人杂合以治，各得其所宜。"在读到这几个字的时候，给我的感受最深的地方就是，作为一个中医生，应该具备的能力，绝对不只是会开处方，会用中药，而应该是继承和发扬传统，像古之圣人一样，既可"毒药"也会砭石、九针、灸焫、按跷；而现在的刮痧、放痧、针刺、热熨、药物外洗等外治方法，都应该学会掌握使用，只是必须要根据各种不同的中医证候来选用，即所谓"杂合以治，各得其所宜"。

我认为，作为一个好医生，必须具备三个高超的能力，第一是要具备会看病的能力。就是要会辨证，即是会认准病证的寒热虚实的病性、表里脏腑经络等的病位，以及轻重缓急的病势。第二是要具备会用药的能力。即是要熟知中药的四气五味、归经、升降浮沉等药性，在准确辨证的前提下，恰如其分地组方用药。第三是要具备掌握中医的各种治疗能力。即是要熟练掌握诸如九针、灸焫、按跷、砭石以及刮痧、放痧、热熨等治疗特性，根据不同证候灵活使用。而目前我所创建的中医刮痧科，正是在这个理念指导下进行的一次继承传统中医的实践和探索。

本书想把自己近 30 年的中医临床实践，特别是这 10 多年来在中医刮痧专科的临床实践，以及对古典医籍的学习体会，重点对中医刮痧治法的感悟，进行一次系统地整理；对放痧和药物疗痧两种治痧术，作一个概要的阐述；对《痧胀玉衡》中所使用的有关药物和方剂作一个介绍，所有涉及使用刮痧术的古案例作进一步地阐发；对近年来我在成都中医名医馆的电子医生工作

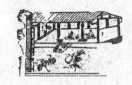

站中所收集的一些典型刮痧案例，进行一次总结和阐述。希望本书能够为中医临床实践提供一些借鉴；也想通过《中国民间医学丛书》的途径，把曾经广泛流传于民间疗法的刮痧术，以中医特色的刮痧术形式，再一次地普及到民间，让广大人民群众能够更好地按照传统的中医观点使用刮痧术，让中医刮痧术更好地为广大人民群众服务。

能够让中医专业人员正确使用刮痧术治疗多种疾病，同时使刮痧术能够按照中医的观点，在民间正确地推广，切实地为人民大众服务，是撰写本书的主要目的。由于时间仓促，写作恐有遗漏，希望得到同道的指正。

本书写就后，我在第一时间里请中国针灸学会砭石与刮痧专业委员会主任委员杨金生老师审阅并为序。金生老师欣然为序。在序中，他特别介绍了近十多年刮痧疗法在预防保健方面的发展概况，为本书作了非常好的补充。在此我再一次地向金生老师致谢！并希望有志于刮痧疗法的读者，能够全面地掌握刮痧术所具有的预防、保健康复和治疗的功效，为人类的健康服务。

曾上劼

2008 年夏至

目　录

上　篇　刮痧基础

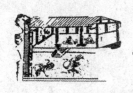

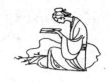

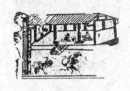

中国民间医学丛书

中国民间刮痧术

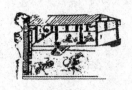

中国民间医学丛书

中国民间刮痧术

上篇 刮痧基础

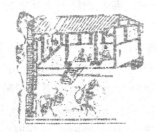

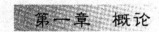

第一章　概论

第一节　刮痧术的概念

　　刮痧术是治疗中医痧证的外治方法之一。是医者使用一定的刮具和相应的介质刮拭皮肤,使皮肤出现一定的充血和瘀血样的痧疹,而不是直接排出血液的治法。这种外治方法的特点就是使皮肤出现充血和瘀血样的改变而治疗疾病。这之中有两个重要的环节,一个是刮痧术的具体方法,一个是刮痧术治疗所针对的痧证。我们学习刮痧术,一定要从刮痧的方法和痧证的病证两个方面下工夫。

　　刮痧术所采取的刺激皮肤的手段,属于中医针灸学的范畴。有着非常悠久的历史。更是有着明显的民间流传的经历,因此为广大人民群众所熟知。其确切的疗效,更被广大人民群众所认可。有的地区更是达到了无人不知、无人不晓的普及地步。

　　随着时代的不断变迁和发展,广大人民群众对刮痧的方法还有所创新和发展。比如,现在我们还能在社会上时不时地发现,施术者并不使用刮痧器具,而是徒手抓扯、揪拽皮肤,或者用手拍打皮肤,同样使皮肤出现充血和瘀血样的痧疹改变来治疗疾病。这些方法在民间又被称作抓痧、揪痧、拍痧等等。需要指

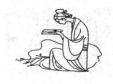

出的是在民间流传的刮痧、抓痧、揪痧、拍痧方法,成为悠久历史中,传承刮痧这种中医传统疗法的主要方式。

近十多年来随着对中医传统治法的不断挖掘和整理,刮痧术更被认为是中医刺络法的一部分,有着明显地针对痧证中的肌肤痧进行治疗的特色。而且其使用的刮痧器具,由原来的小钱、铜钱、棉纱、棉线、瓷勺子等被规范为经过特殊打磨的牛角板这种类似于古代镵针的刮具。所用的一般水、油等介质,也被规范为经过药物浸泡和萃取的油剂和膏剂等等。现在随着使用刮痧术的人员越来越多,刮痧术的应用范围明显扩大。比如,各种痛证、痹证、感冒、中暑、咳嗽、哮喘、眩晕、头痛、胃痛、腹痛、腹泻、呕吐、痛经、带下、小儿夜啼、疖疮等等。病种涉及内、妇、儿、外各科。特别在免疫功能低下所引起的反复感冒、慢性支气管炎、肠胃功能紊乱、糖尿病、更年期综合征等等多种疑难病证中,显现出刮痧术的独特疗效。值得注意的是,现在随着刮痧术治疗病种的增加,却有远离刮痧术原本所具有的刺络原理、远离刮痧术原本治疗痧证中肌肤痧的倾向。作为中医的继承者,有必要正本清源,恢复刮痧术的刺络泻邪的中医原貌。只有这样才能让刮痧术有一个正确的、有效的、规范的发展空间。才能够更好的发挥刮痧术所具有的预防和治疗疾病的作用。

痧证在《痧胀玉衡》中,被称着痧胀。是中医特有的一个疾病名称。现在一般认为痧证是"多发于夏秋二季,因感于风寒暑湿燥火六淫之邪气或疫疠之秽浊出现的一些病证"。这种痧证定义,就是从疾病角度下的定义。

痧证还表现出络脉受邪,闭塞不通的证候特点,因此,痧证不仅有着疾病方面的特性,同时还带着中医证候的特征。痧证证候的病性是人体感受疫疠、湿热、寒湿、食积、痰浊等病邪之后形成瘀滞的实证;病位是在经络系统中的络脉,病势有着络脉受

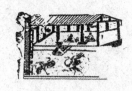

邪之后左注右、右注左的游走不定,以及伴随或者隐藏在各种各样的疾病当中的变化特点。简单地概括痧证,它就是一个络脉的受邪、闭塞不通的证候。

传统中医对痧证的治疗,往往不把它作为一个单独的疾病进行认识和处治,而多是把痧证作为证候进行认识和处治。即是抓住络脉受邪、闭塞不通的痧证实质进行有针对性的治疗。在具体处治过程中,往往是将络脉受邪的痧证分为病情轻浅的肌肤痧,病情较重的血肉痧,和病情深重的脏腑血分痧进行治疗。刮痧术则只是治疗病情轻浅的肌肤痧证的部分。很显然,只是依靠刮痧术治疗所有痧证证候,或所有痧证疾病是错误的。但是如能够正确认识刮痧术和所治疗疾病的痧证特点,或单独使用刮痧术治疗单纯性的肌肤痧,或配合放痧术或药物治疗较为深层的血肉痧和脏腑血分痧,刮痧术就能起到很好的临床效果,甚至可以为诸多疑难杂病和重病的治疗提供新的思路,取得意想不到的效果。

正确地认识刮痧术,不仅可以使从事中医工作的专业人员能够很好地理解和运用刮痧术治疗各种疾病,同时也可以使普通老百姓能够正确认识刮痧术,在疾病的早期治疗中起到积极的防治作用。

根据以上阐述的观点,给本书将要讲述的刮痧术,做一个简要的定义:

刮痧术是用一种经过特别打磨,有一定锋刃的牛角板做成的类似于古代镵针的特殊的刮具。在中医辨证施治的理论指导下,选择人体皮肤的特定部位,涂抹适当的药液介质后,进行刺激的一种归属于中医针灸学的外治方法。是一种浅表刺激皮肤络脉的方法。其特点是通过浅表刺激皮肤络脉之后,排出血性的痧疹,或痧团,或斑团,不直接排出血液;并且以出痧疹为手段

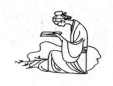

排除病邪。它既可以单独使用,治疗浅表的络脉受邪的肌肤痧证,在疾病的早期治疗中起到积极的防治作用。也可以和其他的放痧术或内服药物相互配合治疗比较深重的痧证;同时也能治疗多种因为络脉受邪而引起的疑难杂病或重病。

第二节　刮痧术的中医归属

中医刮痧术,是中医治痧术中一个方面的内容。中医治痧术,是中医治疗痧证的一门独特技术。根据治痧专著《痧胀玉衡》的阐述,治痧术主要分为外治的刮痧术和放痧术,以及内治的药物疗痧术三个方面的内容。《痧胀玉衡》在《治痧三法》指出:"肌肤痧,用油盐刮之(刮痧术),则痧毒不内攻。血肉痧,看青紫筋刺之(为放痧术之一),则痧毒有所泄。肠、胃、脾、肝、肾,三阴经络痧,治之须辨经络脏腑,在气在血。则痧之攻内者,可消、可散、可驱,而绝其病根也(为药物疗痧术)。"它们是中医治疗痧证的主要方法。

1. 刮痧术　是一种渊源于古九针中镵针的浅表刺激皮肤络脉,排泄浅表络脉病邪的治痧术。其特点是使被刺激的皮肤出现血性痧疹,并借以排泄病邪。在《痧胀玉衡》中主要用以治疗邪气较浅的肌肤痧。

2. 放痧术　是一种渊源于古九针中锋针的直接刺激小络之血脉,或者缪刺井穴,排泄病邪的治痧术。其特点是使被刺激的穴道发生出血,并借以排泄病邪。在《痧胀玉衡》中主要用以治疗邪气较肌肤痧为深的血肉痧。

刮痧术和放痧术,都应该归属于中医的刺络法。

3. 药物疗痧术　主要是内服一组具有疏风清热、散痧解毒、理气除胀、消积导滞、荡涤秽浊、活血透络、宣散郁结、醒神开窍

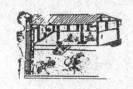

等性能的方剂和药物,以消除体内闭阻的病邪的治痧术。这之中最具代表性的方剂一共有三个。它们是防风散痧汤及其加减、荆芥汤及其加减和陈皮厚朴汤及其加减。其中防风散痧汤主要用于痧证初期和因于风邪的痧证;荆芥汤主要用于郁气不通的痧证;陈皮厚朴汤主要用于气机阻滞较重的痧证。而三个代表方剂,都是通过一系列的加减变化,以治疗各种复杂多变的脏腑血分痧。学习这三个代表方时,应该仔细体会郭氏对三个代表方的加减变化。在具体临证时,做到审时度势,知常达变,灵活运用。

1. 防风散痧汤　痧有因于风者,此方主之。

组成:防风、陈皮、细辛、金银花、荆芥、枳壳各等份。

加减:头面肿加薄荷、甘菊;腹胀加大腹皮、厚朴;手足肿加威灵仙、牛膝,倍金银花;内热加连翘、知母;痰多加贝母、瓜蒌仁;寒热加柴胡、独活;吐不止加童便;小腹胀痛加青皮;血滞加茜草、丹参;咽喉肿加山豆根、射干;食积腹痛加山楂、莱菔子;心痛加玄胡索、蓬术;赤白痢加槟榔;口渴加天花粉;面黑,血瘀加苏木、红花;放痧不出倍细辛、苏木、桃仁、荆芥;秽浊加藿香、薄荷。

水二盅,煎七分,稍冷服。

2. 荆芥汤　痧有郁气不通者,此方主之。

组成:荆芥、防风各一钱*,川芎三分,陈皮、青皮、连翘各八分。

加减:食不消加山楂、莱菔子;心烦热去川芎,加黑山栀;有积加槟榔;痰多加贝母、白芥子;气壅加乌药、香附;血壅加桃仁、红花;郁闷不舒加细辛;食积加三棱、蓬莪术;大便不通加枳实、

---

* 1钱=3克,1分0.3克,1厘=0.3分。全书照此换算。

6

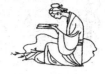

大黄;暑热加香薷、厚朴;小便不通加木通、泽泻;喉痛去川芎,加薄荷、射干、牛蒡子;咳嗽加桑白皮、马兜铃。

水二盅,煎七分,稍冷服。

3. 陈皮厚朴汤　痧有因于气阻者,此方主之。

组成:陈皮、厚朴、山楂、乌药、青皮等份。

加减:痰多加白芥子、贝母;痧筋不现加细辛、荆芥;血瘀加玄胡索、香附、桃仁;头汗加枳实、大黄;口渴加薄荷、天花粉。

水二盅,煎七分,稍冷服。

必须指出的是,刮痧术、放痧术和药物疗痧术,在临床运用上往往不是孤立使用的。郭氏在《痧胀玉衡》中,特别强调以三种治痧术配合治疗痧证。《痧胀发蒙论》指出:"其(痧证)治之大略,有三法焉:如痧在肌肤者,刮之而愈;痧在血肉者,放之而愈,此二者皆其痧之浅焉者也,虽重亦轻。若夫痧之深而重者,胀塞肠胃,壅阻经络,直攻乎少阴心君……即欲刮之放之,而痧胀之极,已难于刮放矣。呜呼,病濒于死,谁不伤心,痧症(证)至此,信乎非药不能救醒,非药莫能回生。则刮放之外又必用药以济之,然后三法兼备,救生而生全,庶乎斯人之得有其命也。"另外,《痧胀玉衡》一共载有212个案例。这些案例绝大多数都是内外结合、两法或三法配合治疗的。单就本书所收集的《痧胀玉衡》中涉及的刮痧术的35个案例中,31例都是内外结合治疗的案例。其中三法兼用的案例有22例,药物配合刮痧的案例有9例。因此要使用好刮痧术,一定还要认真领会放痧术和药物疗痧术的治疗作用,以及与刮痧术的不同点。只有这样才能真正使用好刮痧术,让刮痧术发挥更好的临床疗效。

在治痧术的外治法中,刮痧术的作用部位主要在气分,放痧术的作用部位主要在血分。《咳嗽呕哕痧》指出:"此痧毒人于气分,痧筋往往不现,治以刮痧为主。间有人于血分者,必有痧筋,

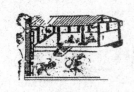

然后刺之。"《霍乱痧》也说:"痛而不吐泻者,名干霍乱。毒入血分,宜放痧……痛而吐泻者,毒入气分,宜刮痧。"在《放痧辨》中更明确指出"凡气分有痧宜用刮,血分有痧宜用放,此不易之法……"所以对于痧证中较为轻浅的、痧毒病邪主要在气分的肌肤痧,多使用刮痧术;痧证中较为深重的、痧毒病邪主要在血分的血肉痧,则主要用放痧术。

兹并将各种治痧术列表如下(表1):

表1　各种治痧术

分类	渊源	施术部位	作用部位	手法	治痧机理	治法归类
刮痧术	镵针	浅表刺激皮肤络脉	气分	半刺法	排出血性痧疹以泻邪气	刺络法
放痧术	锋针	刺激十二井穴或小络之血脉	血分	缪刺或络刺或豹纹刺	排出血液以泻邪气	
药物疗痧术	中药	体内脏腑血分	血分		通络活络疏解开窍荡涤浊邪	药物疗法

本书是一本介绍刮痧术的专书,重点是介绍刮痧术。对于治痧术中的放痧术和药物疗痧术,不是本书需要重点阐述的内容。因此笔者只把在刮痧术中所涉及的放痧术和药物疗痧术,与刮痧术进行简要的对比介绍,以便对于中医刮痧术有一个更好的理解和把握。

第三节　中医刮痧术的渊源

追溯刮痧术的渊源,有利于在使用刮痧术时,能够更好地符合传统中医的观点。

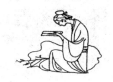

现在我们也还可以在一些边远山区,或者一些穷乡僻壤,发现一些上了年纪的人们,使用一些刮痧术治疗疾病,缓解痛苦。这些都是中医刮痧术在民间被广泛流传的社会现象。这些现象不仅证明了刮痧术疗效的确定性,同时也使我们感受到刮痧术在广大人民群众中的生命力,也使我们对刮痧术的使用充满了信心。不仅如此,作为中医工作者,还有可能通过民间的刮痧疗法挖掘中医的传统刺络治法,弘扬中医疗法为造福人类服务。

的确,从学校出来的科班生中已经基本没有系统学习和使用刮痧术,因此当笔者有机会学习和研究刮痧术时,对自古以来传承刮痧术的所有民间人士真是从心底里产生敬意。下面笔者就对中医刮痧术的渊源进行以下三个方面的探索。

一、砭 石

以历史唯物主义的观点认识人类治疗疾病的发端,都可以追溯到石器时代。刮痧术的起源,也可以追溯到远古石器时代的砭石。

砭石有广义和狭义的不同。广义的砭石,应该起源于远古的石器时代,那时先民们工具简陋,只是发现了能够治病的石头,故而把能够治病的石头叫做砭石。有专家说得好,砭石应该是我们整个人类外治法的鼻祖。应该说,这种砭石有很多的治疗功效。现在推测,主要的功效有按摩、挤压、刮拭、放血、排脓、烫熨等作用。从这个意义看,刮痧术的起源应该是砭石。

狭义的砭石,应该是《素问·异法方宜论》所提出的砭石。这是一种《内经》时代专门治疗痈疡的器械。"其病皆为痈疡,其治宜砭石,故砭石者,亦从东方来。"现在看起来,狭义的砭石好像已经失传了,或者散见于民间,或者已经被其他的器械取代了。显然狭义的砭石,就现在的观点看,它是一种治疗外科痈疡

上 篇 刮痧基础

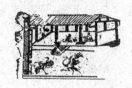

的方法,刮痧术与此无关。

二、镵 针

镵针是《内经》中所记载的古九针之一。

对镵针的记载,最早见于《内经》的《灵枢》中。《灵枢·九针十二员》说:"九针之名,各不同形;一曰镵针,长一寸六分 *……镵针者,头大末锐,去泻阳气……"《灵枢·官针》又说:"病在皮肤无常处者,取以镵针于病所,肤白勿取……"《灵枢·九针论》也说:"镵针者,取法于巾针,去末寸半,卒锐之,长一寸六分,主热在头身也。"而且在《灵枢·九针论》中还阐述了为什么要制作镵针:"皮者肺之合也,人之阳也。故为之制针,必以大其头而锐其末,令勿得深入而阳气出。"

可以看出,《灵枢》中对镵针的制针用意、形状、大小、主要功能、适应病证、禁忌病证,都有了较详细的记载。列表归纳如下(表2):

表2 镵针的有关论述归纳

镵针归纳	《灵枢》原文	出处	大意
制针用意	"皮者肺之合也,人之阳也。故为之制针,必以大其头而锐其末,令勿得深入而阳气出"	《九针论》	刺激合于肺的皮肤,达到浅刺去邪目的的镵针,应本着针头宽大而有锋口的形态制作。使祛邪不伤正
镵针形态	"头大末锐""取法巾针,去末寸半,卒锐之"(巾针形态暂无可考)	《九针十二员》《九针论》	镵针的形态以头部宽大,距针头寸半的边缘部分有锐利的锋口

---

* 注:1寸 =3.33 厘米,全书照此换算。

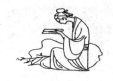

中国民间医学丛书

续表

镵针归纳	《灵枢》原文	出处	大意
尺寸大小	"长一寸六分"	《九针十二员》《九针论》	镵针的大小长度为一寸六分
主要作用	"去泻阳气"	《九针十二员》	镵针的作用在于排除使阳气郁遏的病邪
适应病证	"病在皮肤无常处者"和"热在头身"	《官针》《九针论》	适用于皮肤络脉受邪后病无固定,和阳气郁遏热在头身的病证
禁忌病证	"肤白勿取"	《官针》	对于皮肤㿠白的阳虚病人不能使用

上篇 刮痧基础

在这里最需要进行考证的是镵针的形态。

在《灵枢》中对镵针具体形态上的论述,没有图形和实物可以考证,历代对它的描述都是众说纷纭。就《灵枢》所记述的文字来讲,我们只知道镵针是一寸六分,针头大,末端锐利。《九针论》中说镵针"取法于巾针",而张景岳的《类经·针刺类·二》"巾针、絮针、綦针等制,必古针名也,未祥(详)其义。"是无可考证的。《甲乙经·卷五·第二》及复刻《太素·二十一·九针所象》把巾针作为"布针",到目前也不知其具体形态。因此医家们都推测,巾针、絮针、綦针为古代劳作用针。而这些针具均无实物考证。

最早对镵针进行形态描绘的年代是在元代。在此之后,历代对镵针形态的描述大致有两种分歧,一种认为镵针是头部宽大,在头部的边缘有较锐利的锋口,形如刮刀的医用刀具。如:《针灸摘英集》、《类经·针刺类·二》、《针灸传真》。它们对镵针都有详尽的图形描绘。

而另一种认为镵针是头部膨大,有针尖而锐利,形同箭头的

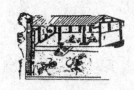

针具。如:《针灸大成》、《医宗金鉴》等。也有图形描绘。并且《针灸大成》有明确的文字说明"镵针……今之名箭头针是也。"《医宗金鉴》解释说:"镵者锐也,卒者尾也,谓此针长一寸六分上去末寸半,下只留一分之锋,欲浅刺不会深入也。"下面根据历代对镵针形态的两种记述、比较绘制如图1。

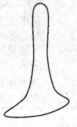

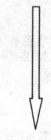

头部宽大的镵针刀具　　　　头部膨大的箭头针

附图1　镵针的形态

那么本于《灵枢》的镵针是这两种说法中的哪一种呢?是形同刮刀的刀具,或是形同箭头的针具呢?根据有什么样的作用,其工具就应有与之相适应的形态结构的这个道理,让我们从《灵枢·官针》中所论述浅刺皮肤的刺法中,来分析辨识镵针的形状。

《灵枢·官针》中有关浅刺皮肤的刺法主要有两种,首先是"九刺"中的"毛刺"法——"毛刺者,刺浮痹皮肤也",是用针具刺激皮肤,治疗浮痹的一种刺法。其作用是消除浅表皮肤浮络痹阻的证候。然而怎样作浅表刺激皮肤呢?在其后所记述的"五刺"中的"半刺"法,作了解释。"夫半刺者,浅内而疾发针,无针伤肉,如拔毛状,以取皮气,此肺之应也。"形象地论述了浅刺皮肤的具体方法。这就是刺激的手法一定要动作迅速,而且不破皮肤、不伤肌肉,如拔毛状般地进行刺激。为了体现这种刺法,一定要有相适应的针具。古九针中镵针是浅表刺激皮肤的

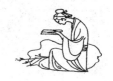

针具。因此要用镵针完成这种刺法,一定要使镵针有能够完成这种功能的形态结构。在生活实践中我们可以得到经验的证实,只有用面积较大的薄片刮拭皮肤,减小了单经面积上的压力,才容易达到不破皮肤、不伤肌肉的效果。也只有这种类似刮刀的针具才能完成只刺激皮肤络脉的作用。所以《灵枢·九针论》所阐述的"必以大其头而锐其末"的制针原则,就是要求将镵针制作成为头部宽大而有锋口的形态。

另外,考证镵针的"镵"字。《说文》解释是"锐器也"。在《康熙字典》、《辞源》、《辞海》、《古汉语字典》等工具书中,都解释为古时候的一种刨土工具。因此,"镵"是一种类似于现在挖土、刨土、铲土的"锄头"或"铲子"的工具。由此也可以看出,镵针的形态也应该是头部宽大,有一定的锋口的形态,而不可能是箭头针的形态。

因此,笔者认为古镵针的形态应该是元代杜思敬的《针灸摘英集》,明代张景岳的《类经·针刺类·二》等所描述的镵针形态结构——是一种头部宽大并带有一定锋口的针刺刀具,而不是容易刺破皮肤的箭头针。

三、刮痧术与镵针的关系

笔者从 1997 年在成都市市级医院首创中医刮痧治疗专科以来,在临床上一直以中医镵针浅刺皮肤的理论作指导,本于"大其头而锐其末"的制针原则,将牛角质地的刮痧板的一个边缘进行加工,打磨成非常光滑而又较锋利的刃口,其形状类似头部宽大又有锋口的古镵针。遵循《内经》有关刺络泻邪的理论,用该工具以半刺手法,浅刺皮肤,使皮肤出现血性痧疹,以排泄病邪,治疗络脉受邪、闭塞瘀阻的痧证,收到了很好的疗效。下面根据张景岳《类经》所描绘的镵针示意图与现在所用的刮痧板

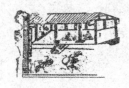

的示意图作一个比较,如图2。

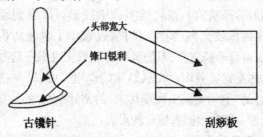

头部宽大
锋口锐利

古镵针　　　　　　　　　　　刮痧板

图2　刮痧板与镵针的比较示意图

　　从这幅比较图形中,我们可以清楚地看到,现在所用的刮痧板,就是秉承于古时镵针的形态的,因此笔者提出,在运用刮痧术的时候,也一定要本于古镵针的应用法则,辨证刮痧。只有这样才符合我们中医的治法,避免了对人体气血造成不必要的伤害,以取得更好的临床效果。

第四节　刮痧术的演变

　　刮痧术的施术特点是促使皮肤出现血性的痧疹,而且据此来排泄病邪。一些古籍书中,以及在一些民间刮痧方法的运用上,我们都可以看到体现这种特点的其他刮痧方法。比如:在《世医得效方》中介绍 的"又法治沙(痧)证,但用苎麻蘸水,于颈项两肘臂两膝腕等处戛掠,见得血凝皮肤中,红点如粟粒状,然后盖复(覆)衣被,吃少粥汤或葱豉汤,或清油个葱茶[*],得汗即愈,此皆使皮肤腠理开发松利,诚不药之良法也。"在《痧胀玉衡·刮痧法》中也有记载。"背脊、颈骨上下及胸前胁肋、两背肩

---

[*]　清油个葱茶:待考。

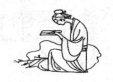

臂痧,用铜钱蘸香油刮之,或用刮舌刽子脚蘸香油刮之。头额、腿上痧,用棉纱线或麻线蘸香油刮之。大小腹软肉内痧,用食盐以手擦之。"这里所记录的刮痧术,所使用的工具主要是苎麻、铜钱、刮舌刽子脚、棉纱线、麻线、食盐等。没有使用类似镵针的刮痧用具,同样能够达到出痧疹,排病邪的目的。

　　另外,现在我们在民间还可以看到,施术者并没有使用任何刮痧工具,只是用手指揪抓患者皮肤,或者直接用手拍打皮肤,同样可以达到促使皮肤出痧的效果。因此,可以将这些没有使用类似于镵针的刮痧术,而达到出痧效果的治法,归入刮痧术的变异治法。

　　刮痧术的变异,可以归纳为刮痧工具的变异和刮痧刺法的变异。列表介绍如下(表3):

表3　刮痧术的变异

变异的刮痧术类型	变异的方法	具体施术操作	所用介质
变异工具	苎麻	用苎麻蘸水,于颈项两肘臂两膝腕等处戛掠	水
	铜钱(硬币)	用铜钱蘸香油刮背脊、颈骨上下及胸前胁肋、两背肩臂痧	香油
	刮舌刽子脚(瓷勺子)	用刮舌刽子脚蘸香油刮背脊、颈骨上下及胸前胁肋、两背肩臂痧	香油
	棉纱线	用棉纱线蘸香油刮头额、腿上痧	香油
	麻线	用麻线蘸香油刮头额、腿上痧	香油
	食盐	用食盐以手擦大小腹软肉内痧	食盐

上篇　刮痧基础

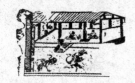

续表

变异的刮痧术类型	变异的方法	具体施术操作	所用介质
变异刺法	抓痧	用手指抓扯肘弯、腿弯、颈项部皮肤,使其出痧的方法	水
	揪痧	用手指揪拽肘弯、腿弯、颈项部皮肤,使其出痧的方法	水
	拍痧	用手掌拍打肘弯、腿弯、背部,或胸腹皮肤,促使出痧的方法	水
	搓痧	用手掌搓擦背部或胸腹部皮肤,促使出痧的方法	油盐

　　以上治法比起刮痧术,更显得简便易行,更可以临时应急,处治危急病证。因此这些治法,更是流传在民间的非常有效的治痧方法。需要指出的是,只要在中医理论指导下,这些治法同样能够为中医临床服务。

　　附一　拔罐、走罐

　　拔罐、走罐,都是使用各种罐类器具,或者用火燃烧或者使用抽气法,使其罐具形成一定负压,吸附皮肤肌肉上,或固定,或游走地刺激穴道,从而达到调理经脉气血的目的。用罐具固定刺激穴道的称为拔罐;用罐具游走刺激穴道的称为走罐。在用罐具刺激穴道的过程当中,被刺激皮肤也可以出现类似痧疹的表现。从现象上看,与刮痧有相似之处,但是从其所刺激穴道的方法,明显与刮痧术在刺激部位、深浅,以及所治疾病上有明显的区别。列表介绍如下(表4):

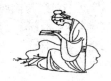

表4　刮痧术与拔罐的区别

分类	使用器具	主要刺法	刺激部位	刺激范围	刺激深浅	适应病证
拔罐	罐具	负压刺激	丰厚肌肉	较窄	较深	寒湿深重的痹证
刮痧术	刮具	浅刺皮肤	全身皮肤	较宽	较浅	络脉受邪的痧证

　　由此看来,刮痧术与拔罐(走罐)应该在中医理论指导下,分别使用在不同的证候之中。

　　附二　淬痧法

　　淬痧法,据《世医得效方》中的介绍,"近世只看头额上、胸前两边,有小红点在于皮肤者,用纸捻或大灯草,微蘸香油,灯上点烧,于红点上,峻爆者是。"当痧证病人头额和胸胁出现小出血点或小充血点,用纸捻或大个的灯草蘸上少量香油点燃,然后用火头直接淬到痧点上,火头爆出一声响即熄灭,再点燃去淬烧其他痧,点后世将其称为"淬痧法"。这种方法,后来归入中医的灸法,所以以后的治痧专著就都没有记载这种治痧方法了。

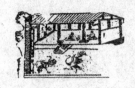

第二章 刮痧工具

　　刮痧工具主要包括了刮痧器具和刮痧介质两个部分。

　　在上一章,笔者探讨了刮痧术与镵针的关系。如果从中医古镵针的角度去认识刮痧工具,现在应该被公认的是台湾学者吕季儒先生在20世纪80年代后期到90年代初期所开发出来的牛角质地的刮痧板。诚然,随着时代的发展,对刮痧用具的开发,除了用牛角质地制作的各种形状的刮痧板外,现在还出现了用各种石器、玉石制作的各种形状的刮痧用具,甚至有用纳米材料制作的刮痧板。但是不管是什么样的刮痧用具,都应该符合古镵针的制针原则,才能用刮痧板达到浅表刺激皮肤络脉的效果。下面首先就临床使用得最多、价格最低廉、容易被推广的牛角质地的刮痧板为例,介绍刮痧术中的工具特点,及其具体运用的方法。

第一节　刮痧板

一、刮痧板的形态

　　刮痧板一定是本于头大末锐的古代镵针的形态。具体地

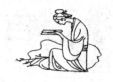

讲,它具有两个特点。一是有一定的锋口。这种锋口位于刮痧板的长边的边缘。注意在打磨锋口时,一定要把锋口修饰得非常光滑。二是锋口宽大。刮痧板的锋口长度一般在5~8厘米之间。

以锋口分类刮痧板,有单面锋口和双面锋口两类。如示意图(图3):

锋口宽大而光润

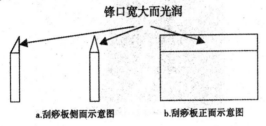

a.刮痧板侧面示意图　　b.刮痧板正面示意图

图3　单面锋口刮痧板和双面锋口刮痧板

二、刮痧板的优点

1.**刺激皮肤的面积宽大**　这种刮痧板,一般宽度是5~8厘米。比起现在民间常用的简易刮痧器具如硬币、铜钱、瓷勺子等刮具宽大得多。因此在刮拭皮肤时,有足够的横切面接触皮肤,能够很好地起到刺激皮部的作用。

2.**能够体现"无针伤肉"的"半刺法"特点**　刮痧板锋口不仅宽大,而且打磨得非常光滑,所以能够很好地保护皮肤。既能出痧排邪,又能体现出不破皮肤、不伤肌肉的"半刺"特点。

3.**刺激强度好掌握**　在使用这种刮痧板时,除了手上的轻重力度可以控制刮痧的刺激强度外,还可以调整刮痧板锋口接触皮肤的角度来控制刮痧的刺激强度。一般的情况,当刮痧板垂直于皮肤,刮痧板锋口完全切入皮肤,刮痧板对皮肤刺激最强烈,最容易出痧,也比较容易产生疼痛感觉。当刮痧板与皮肤的

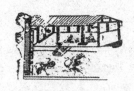

角度小于或者大于90°,进行刮拭时,锋口就会不完全切入皮肤。就不像垂直于皮肤刮痧那样出痧,而且,病人的敏感度也不像垂直刮痧那样强烈。

下面是被浸泡在消毒酒精中的刮痧板的实物图片(图4)。

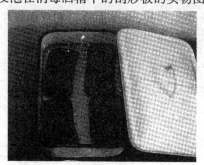

图4　浸泡的刮痧板

第二节　刮痧介质

刮痧所用的介质的主要作用在于保护皮肤,不使刮痧器具刺破皮肤。同时使刮痧器具刺激皮肤后,更容易出痧。

一、传统民间刮痧介质

主要是一些液体,比如水(淡盐水、唾液等);油类(菜子油、香油、桐油等);一些护肤品(凡士林油膏、百雀灵油膏等)。这类介质主要是起到润滑皮肤、保护皮肤的作用。由于这些物品都是生活中随时都可以找到的,所以便于在民间广泛运用。

二、具有一定药效的刮痧介质

主要是一种具有活血通络、解毒透疹的药油。即将一些具

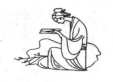

有活血通络和解毒透疹作用的药物,如红花、桃仁、穿山甲、紫草、金银花、连翘等,通过油类萃取或浸泡而成。它不仅能润滑皮肤、保护皮肤,还能起到帮助排解络脉病邪的作用。

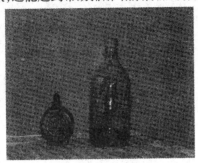

图5 药油图片

第三章　刮痧操作

第一节　操作原则

　　刮痧就是要通过刺激皮肤排出血性痧疹，而不排出血液，也就是不刺破皮肤，并以出痧疹为手段来排泄病邪。在具体使用刮痧板进行刮痧时，应该遵循《灵枢·官针》所提出的半刺法的原则进行刮痧操作。

　　《灵枢·官针》"夫半刺者，浅内而疾发针，无针伤肉，如拔毛状，以取皮气。"文中的"浅内"的"内"，应该读为"纳"字。"浅内而疾发针"的意思，理解为将针具的锋口浅表的纳入、切入皮肤。刺激频率应该较快；"无针伤肉"，则是用针具刺激皮肤，不能刺破皮肤，伤及血肉；"如拔毛状"，是通过比拟拔毛的动作，形容浅刺皮肤的刺激手法；"以取皮气"，是指通过这种半刺手法浅刺皮肤后去除皮肤络脉中的病邪，因此半刺法就是一个标准的浅刺皮肤络脉的手法，也是刮痧操作必须遵循的总原则。据此并结合中医刮痧、中医外治的一些特点提出刮痧操作的四个要求：

　　第一是要按照穴道，把痧疹出透。在显露的皮肤上进行刮痧时，一定在所刮拭的皮肤上把痧疹刮出来，这种痧疹在形态上往往是高出皮肤的疹团样的斑块，颜色往往呈深红色、紫色，甚或紫黑色。所谓"见得血凝皮肤中,红点如粟粒状"(如图6、图7)。

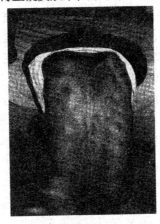

图6 背部痧象图

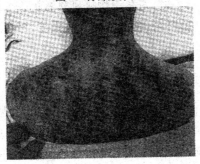

图7 项部痧象图

　　第二是一定要保护好皮肤。在刮痧过程中,一定要用药用介质,这种介质是具有活血通络,解毒透疹效果的油剂。操作过程中对于显露的皮肤一定要涂抹药用介质之后,才进行刮拭。这不仅是要预防不必要的感染,更重要的是达到出痧疹而不出血的刮痧效果。

　　第三是刺激强度,一定要病人能够承受。因为中医刮痧治

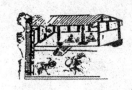

疗,和中医的其他任何外治法都是一样的,它所产生的刺激,都是一种良性的刺激。这种刺激感觉一定是能够让病人能够承受的,而绝不能让病人出现疼痛难忍的刺激强度。在刺激皮肤的整个过程当中,病人产生的任何刺激感觉,一定都要控制在能被病人承受的范围之内。

第四是要有顺序地进行刮痧。即是从上到下,从中间到两边的顺序进行刮拭。中医刮痧是一个排泄外邪的方法,这种顺序按照中医的传统思想就是一个使邪气从下面、从侧面排除体外的方法。

第二节 运板手法

运板手法的关键,是在于用好刮痧板的这个锋口。它是促使出痧、缩短刺激时间、合理掌握刺激强度、减少病人疼痛感觉的重要手段。

一、运板的角度

是指刮痧板与皮肤形成的角度。一般的情况,当刮痧板垂直于皮肤,刮痧板锋口完全切入皮肤,刮痧板对皮肤刺激最强烈,最容易出痧,也比较容易产生疼痛感觉。当刮痧板与皮肤的角度小于或者大于90°,进行刮拭时,锋口就会不完全切入皮肤,就不像垂直于皮肤刮痧那样出痧,而且,病人的敏感度也不像垂直刮痧那样强烈。

二、运板的力度

是指施术者使用刮痧板的力量。一般情况下,所用力量越大,锋口切入皮肤越深,越容易出痧,病人的敏感度也就越高;相

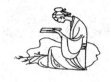

反,如果所用力量越轻,锋口切入皮肤就越浅,越不容易出痧,病人敏感度也就越低。

三、运板的方向

是指作用于刮痧板力量的方向。一般情况下,力量出自刮痧板的后方,用推力刮痧时,比较容易出痧,但是,病人敏感度比较高;力量出自刮痧板的前方,用拉力刮痧时,比用推力刮痧时不容易出痧,但是病人感觉比较舒适。

四、运板的速度

是指刮拭皮肤的快慢度。一般情况下,刮拭的速度越快,锋口切入皮肤的深度就越浅,敏感度就低,出痧就慢;相反,刮拭速度越慢,锋口切入皮肤就越深,敏感度较高,出痧就快。

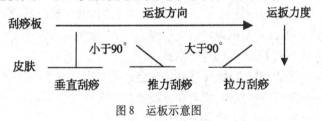

图8 运板示意图

第三节 施术部位

刮痧,秉承的是一种古镵针的浅表刺激皮肤的治法,因此刮痧所施术的部位就是在十二皮部。

《素问·皮部论》说:"凡十二经络脉者,皮之部也。"皮部是十二经脉及其所属络脉在皮表的分区,也是络脉之气散布的所在,所以,刮痧所刺激的正是广泛散布在全身皮肤的细小络脉。

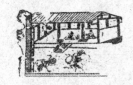

这也是评判刮痧术是刺络法的重要依据之一。

总体上讲,凡是皮肤散布有络脉之气的部位,都是刮痧施术的部位,因此刮痧施术的部位是相当广泛的。具体分为头部皮肤、项肩部皮肤、背部皮肤、腰(腰骶)部皮肤、胸部皮肤、腹部皮肤、上肢皮肤、下肢皮肤等。

第四节 运板步骤

运板步骤应该按照刮痧操作原则,有顺序的进行。这种顺序有利于排解络脉病邪。

在整个刮拭的过程中,都应该以先上,后下;先中间,后两边地在人体体表、经络线上反复按同一方向刮拭,至皮肤出现明显的痧疹为止。

比如头部应该以头顶为中心地向周围刮拭,项肩部、背部、腰骶、胸腹部的刮拭也应该先中间,后两边地刮拭。四肢刮痧应该先从上到下、从内到外的刮拭。

具体的刮拭方法,中国针灸学会砭石与刮痧专业委员会,已经立有刮痧操作规范,而且在已经出版的各种刮痧书籍中,有大量的介绍,敬请读者参阅,这里不赘述。

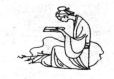

第四章　刮痧术的刺络特征

从所阐述的中医刮痧术的概念、归属,以及中医刮痧术的工具及其具体运用中,我们可以很明显的体会到刮痧术所具有的刺络性质。下面将中医刮痧术所具有的刺络特征进行归纳。

第一节　刮痧术是刺激皮肤络脉的技术

首先,刮痧所施术的部位,是皮部。"凡十二经络脉者,皮之部也。"因此,刮痧术主要刺激的部位,就是皮肤的络脉。

其次,在刮痧过程中,一定要保护好皮肤,一定不能刺破或者刮破了皮肤,即在刮痧过程中,不仅要把握好刮拭的力度和方向,还要使用具有活血通络、解毒透疹效果的油剂介质。操作过程中对于显露的皮肤一定要涂抹药用介质之后,才进行刮拭。这不仅是要预防不必要的感染,更重要的是达到排出血性痧疹而不出血的刮痧的效果。这种刮痧的操作手法,完全是《灵枢·官针》"浅内而疾发针,无针伤肉,如拔毛状,以取皮气"的一种专门刺激浅表皮肤络脉的半刺手法。

再则,现在临床治疗性刮痧使用的工具,非常类似于古代的"大其头而锐其末"专门刺激浅表络脉的镵针刀具,因此,从刮痧术所使用的工具和手法,以及所刺激的部位分析,刮痧术就是一

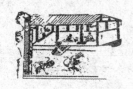

种浅表刺激皮肤络脉的技术。

第二节　刮痧术符合刺络泻邪的原理

对于痧证中的肌肤痧的治疗，采用刮痧法时，都是要使皮肤出现充血和瘀血的反应，所谓"见得血凝皮肤中，红点如粟粒状"的痧象。现在所称的痧疹、痧块或痧斑团等，也都是这种充血和瘀血的反应。这是离经之血，是血液溢出脉外的出血反应。因此，痧疹具有出血的性质，是血性的痧疹。这种痧疹是体内病邪外出的现象，同时也是排除病邪的重要手段。这就是郭佑陶所说的"肌肤痧，用油盐刮之，则痧毒不内攻"的含义。

《灵枢·经脉》说："诸刺络脉者，必刺其结上，甚血者，虽无结，急取之，以泻其邪而出其血，留之发为痹也。"

关于这段经文，历代有多种不同的理解和阐释。这里只是根据经文的字句，理解这段经文的意思。

这段经文其实所讨论的是刺络的两层含义。第一层是讨论在有"结"与无"结"的情况下，具体的刺络方法。所谓"诸刺络脉者，必刺其结上，甚血者，虽无结，急取之。"直译这段经文，可以理解为：任何一种刺络法，必须用针具刺激络脉的"结上"，如果是在"甚血"的情况下，虽然没有络脉的"结"的体征可以刺激，也应该直接刺激络脉。即是刺络法有两种类型，第一种类型是刺激络脉的"结"，间接刺激络脉；第二种类型是直接刺激络脉。

第二层讨论的是刺络法的总体原则。撇去具体刺络方法的内容，就可以看出刺络法的总体原则。"诸刺络脉者……以泻其邪而出其血，留之发为痹也。"所谓"诸刺络脉者"涵盖了任何一种刺络法。"以泻其邪而出其血"，即以出血为手段，排出络脉病

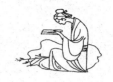

邪;其目的,就是不能残留病邪,而发生诸如痹证的各种病证。以出血为手段,排出络脉病邪,是各种刺络方法必须遵循的原则,也是任何一种刺络法必须具备的最基本的特征。

概括起来说,所谓刺络法必须要满足三个基本的条件,第一是要刺激络脉,第二是要出血,第三是要以出血为手段排泄病邪。很显然中医刮痧术完全满足了这三个条件,只是把出血变成了出血性的痧疹来排泄病邪。因此,刮痧术具有充分的刺络特征,它就是一种刺络法。

我们在使用中医刮痧术的过程中,一定不能违背中医刺络法的原则和要求。只有这样才能有的放矢地治疗痧证,以及各种络脉受邪的证候,才能提高临床疗效。

上 篇 刮痧基础

中　篇
刮痧术的临床运用

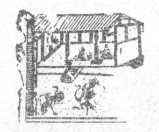

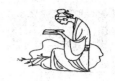

第一章　痧证探讨

　　前面我们已经详细了解了刮痧术的内容。这里要特别提出的是,刮痧术是治疗肌肤痧的一门独特的技术。因此学习了刮痧术后,还应该详尽了解和掌握有关肌肤痧以及中医痧证的各方面的知识,才能真正使用好刮痧术。

　　肌肤痧是痧证中的一种。在《痧胀玉衡》中除了肌肤痧外,还有血肉痧和脏腑血分痧。肌肤痧与血肉痧、脏腑血分痧既有区别又有联系。为了更好地掌握刮痧术的适应证候,这里重点根据《痧胀玉衡》有关痧证的内容,将痧证的概念、发生特征、证候特征,以及诊断和鉴别诊断、分类特点、治疗原则、善后及调养等等进行讨论。并在第二章中,结合《内经》有关络脉受邪的一些症状进行分析比较,探讨痧证的络脉受邪特征;在第三章中,根据十二经痧证的络脉受邪特征,与伤寒六经证候进行比较,探讨痧证的经脉受邪意义,从而使刮痧术能够更好地按照传统中医的观点运用于临床。

第一节　痧的概念

痧,有痧象、痧病、痧证的概念。

一、痧象

主要是指人体在患了痧这种病证之后,经过刮痧治疗,在相应的皮肤上所出现的充血性和瘀血性改变,所谓:"见得血凝皮肤中,红点如粟粒状。"现在通常能看到的是如红色粟粒状,甚或融合成片、呈紫红色或暗红色的斑团、血泡等等。这些刮痧之后排出的血性瘀疹,是一种特殊的出血形式。而且这种出血,是排出病邪的一个重要手段。也是诊断痧证的确切依据之一。如图9~10。

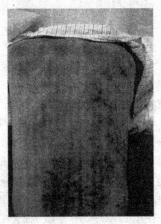

图9 刮痧后背部典型痧证

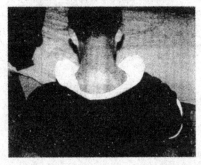

图10 刮痧后项部典型痧证

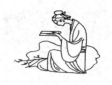

同时痧象的出现,还表示出中医学方面的意义:

1. 由于接受刮痧的人的病情的性质不同、轻重不同、新久不同,所出的痧疹的形态、颜色、多少,都会有明显的区别;如图11~12是感冒咳嗽和眩晕痹证两种不同的痧象。

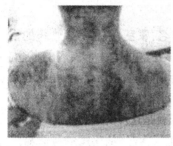

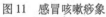

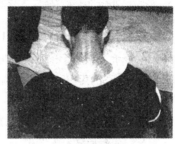

图11　感冒咳嗽痧象　　　　　　图12　眩晕痹证痧象

2. 当给有痧证病人进行刮痧时,痧象会伴随着痧证的减少而减少,甚至随着痧证的消除而消失,最后,再也刮不出痧来。如图13~14是一个眩晕痹证痧前后两次的痧象对照。可以明显发现,痧象由多变少,颜色由深变浅,形态由厚变薄的痧象状况。

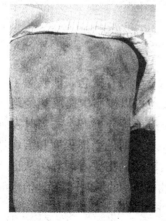

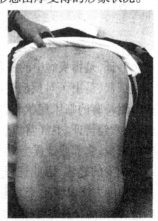

图13　第一次痧象　　　　　　图14　第二次痧象

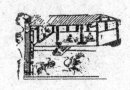

3.给没有痧证的人刮痧的时候,基本上是不出现痧象的,最多的是皮肤出现粉红或淡红样的潮红色,绝没有高出皮肤的疹状物出现。

二、痧病

按照《辞海》的解释:"痧,1.病名,霍乱、中暑等急性病的俗称。2.痧子,麻疹的俗称。"因此,痧在这里是一个疾病的概念。主要是指霍乱、中暑,或者麻疹。所谓疾病,中医认为,是指在致病因素作用下,机体所受到的一系列损伤或破坏,阴阳失去平衡的连续的全过程。霍乱、中暑、麻疹就是这样的疾病。

在《痧胀玉衡》中,郭氏以"痧胀"为名,从疾病的层面对痧病的发病原因、特征、诊断和鉴别诊断、分类、治疗、调养将息等进行了充分论述。现在一般给"痧证"下定义,往往是根据郭氏论述"痧胀"的形式,从疾病角度下定义。认为痧证是"多发于夏秋二季,因感于风寒暑湿燥火六淫之邪气或疫疠之秽浊出现的一些病证"。反应了痧证所具有的疾病特征。

三、痧证

痧证,是指疾病中的一种证候。

证候,是中医对疾病进行归类的一个特有概念。证候除了有一组特有的临床症状和体征之外,还可以按照中医脏腑经络辨证、六经辨证、卫气营血辨证、三焦辨证等分析出疾病当时发生的部位、病邪或证候当时的性质、机体当时的受损程度和疾病将要演变的趋势,因此证候也是中医施治的主要着眼点。从证候的角度去认识痧证,就能够从中医辨证施治的层面,很好地治疗痧证,乃至治疗兼夹有痧证的疾病,从根本上恢复病者的体质。

笔者在临床实践中,都是把《痧胀玉衡》的"痧胀"作为一种

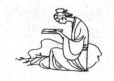
络脉受邪、闭塞不通的痧证证候进行研习。使郭氏对痧胀疾病的认识,更能适用于中医临床需要。所以本书的对痧证疾病的介绍,都是从痧证证候的角度进行分析和介绍,以使读者更能体会中医辨证施治治疗痧证的特点。

痧证,就是疾病发展到一定时期,病邪犯及络脉,临床表现出的以胀满、疼痛为主要特征的证候。其特点是络脉受邪后所表现出的一组气血遏郁,逆乱,隔绝的一组证候群。这些证候群主要表现为:头昏重胀、胸烦郁闷、发热、全身酸胀、倦怠乏力、四肢麻木、肌肉酸痛;重者可见胸闷烦躁、胸腹剧痛、上吐下泻,甚或猝然昏倒、面唇苍白、口噤不语、手足厥冷,或头额汗出如珠、唇舌青黑等。现归纳这些症状如表5。

表5　痧证的分型

症状归类	具体症状	证候特点
轻　者	头昏重胀、胸烦郁闷发热,全身酸胀,倦怠乏力,四肢麻木,肌肉酸痛	以全身湿气遏郁,络脉闭阻为特点
中　者	胸闷烦躁,胸腹剧痛,上吐下泻	以胸腹气机逆乱、络脉不通为特点
重　者	猝然昏倒、面唇苍白、口噤不语、手足厥冷,或头额汗出如珠、唇舌青黑	以心气闭阻、阳气隔绝、络脉瘀滞为特点

在上篇中已经讨论了刮痧术和放痧术都是属于中医的刺络法,而且更知道了刮痧术所具有的刺络特征。刺络法所治疗的病证,是一派络脉受邪的证候。刮痧术和放痧术是治疗痧证的独有治法,显然,其所治疗的痧证就是一个相当于络脉受邪的证候。经过后世整理《痧胀玉衡》归纳出的痧证的临床表现,也就是络脉受邪的临床表现。

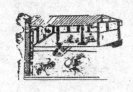

　　其中分出的痧证的轻中重三个层次。轻者，所反应的是一个湿气遏郁、络脉闭阻的证候特点，其病变部位，主要在头、躯干和四肢部位，病邪并未深入到脏腑，病情尚轻浅。临床表现为：头昏重胀、胸烦郁闷、发热、全身酸胀、倦怠乏力、四肢麻木、肌肉酸痛；中者，所反应的是一个气机逆乱、络脉不通的证候特点。其病变部位，主要在胸腹部，病邪已经深入六腑（肠胃），病情已较重。临床症状表现为：胸闷烦躁、胸腹剧痛、上吐下泻，重者，所反应的是一个心气闭阻、阳气隔绝、络脉瘀滞的证候特点。其病变部位已经涉及五脏（心、心包络），病情已经更加深重。临床表现为猝然昏倒、面唇苍白、口噤不语、手足厥冷，或头额汗出如珠，唇舌青黑等。三个层次的痧证的病变部位，都被归结到了络脉上，都是络脉受邪之后，或者络脉闭阻，或者络脉不通，或者络脉瘀滞的痧证表现。

　　很明显，如果按照痧证是一个络脉受邪、闭阻不通的证候的思路认识痧证，就能为使用刮痧术和放痧术治疗痧证，以及所取得的显著疗效找到充足的依据。

　　郭氏按照痧证的轻中重的不同程度，在《痧胀玉衡》中提出了肌肤痧、血肉痧，还有脏腑血分痧，并提出了相应的刮痧、放痧、药物疗痧的三大治疗方法。他在《痧症（证）发蒙》中指出："其（痧证）治之大略，有三法焉：如痧在肌肤者，刮之而愈；痧在血肉者，放之而愈，此二者皆其痧之浅焉者也，虽重亦轻。若夫痧之深而重者，胀塞肠胃，壅阻经络，直攻乎少阴心君，非悬命于斯须，即将危于旦夕，扶之不起，呼之不应，即欲刮之放之，而痧胀之极，已难于刮放矣……痧症（证）至此，信乎非药不能救醒，非药莫能回生。则刮放之外又必用药以济之，然后三法兼备，救生而生全，庶乎斯人之得有其命也。"

　　值得注意的是，刮痧术和放痧术是有很明确的针对性的。

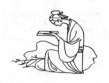

其中刮痧术是一个浅表刺激络脉而出痧的方法,主要用以治疗肌肤痧;而放痧术是一个直接刺激血络而出血的方法(见刮痧术的中医归属),主要用以治疗血肉痧。对于痧证中的血肉痧及其脏腑血分痧,单纯的刮痧术是不能获得满意的临床效果的。《放痧辨》"凡气分有痧宜用刮,血分有痧宜用放,此不易之法,至脏腑经络有痧,若昏迷不醒等症,非放刮所得治,兼用药疗之无足怪也。"

第二节　痧证发生的原因

纵观《痧胀玉衡》,痧证发生的原因是多种多样的。既有外感暑热秽浊的因素,又有内伤饮食的因素;既有病者疾病证候自身恶化的因素,又有医者治疗失宜演变的因素。

一、外感疫疠之气和暑湿、伏热或秽浊之气

《痧分表里辨》指出:"痧之初发,必从外感。感于肌表,人不自知,则入于半表半里……"很明显地指出,痧证的发病原因是由于外感的因素。

《痧原论》又指出"痧症(证)先吐泻而心腹绞痛者,从秽气痧发者多;先心腹绞痛而吐泻者,从暑气痧发者多;心胸昏闷,痰涎胶结,从伤暑伏热痧发者多;遍身肿胀,疼痛难忍,四肢不举,舌强不言,从寒气、冰伏过时,郁为火毒而发痧者多。"由此可以发现,引起痧证的外因,主要有外感秽浊之气、外感暑气或伤暑伏热,以及感受寒邪。这些病邪的共同点,都是比较容易伤及络脉,形成痧证。而且《痧胀发蒙》"迩来四方疫气时行,即今丑寅年间,痧因而发,乡村城市之中,俱见有此等症。"时行疫气,是指具有一定传染性乖戾病邪。在《痧有实而无虚辨》更是明确指出

"痧者,天地间之疠气也"。因此,疫疠病邪更是一个具有一定传染性痧证的重要致病因素。

二、环境因素导致痧证

《痧为百病变症》中说:"盖百病之中,有或因病,而感夏月暑热时行之气,有或床第不洁,秽恶冲人,而兼之平时伏毒深藏,一时痧症(证)均可乘隙窃发。"所谓床第不洁,是指起居及其居住环境不清洁,而滋生秽浊,可以污染环境,侵害人体,伤及络脉而发生痧证。

三、错误治疗导致痧证

《寒痧辨》中指出"夫犯痧症(证),必其无食、无积、无血所阻于中,方可服寒饮而得其效。若一有食、积、血阻于中,而服大寒之饮,则食不消、积不行、血不散,而痧毒反冰伏凝阻于中,未有得宁者矣。"病人体内有食、积、血阻应该积极的化解、消散;而医者误以寒凉之剂治疗,反而使痧毒冰伏于中,造成络脉受邪的痧证。与此发病形式相同的还有,外感病的初期,没有积极排解表卫之邪,反而使用补益之剂,或者误食油腻、厚味、燥性食物,均可使表邪不解,反而内陷,导致络脉受邪形成痧证。

四、蓄积的病邪可以导致痧证的加重

《放痧数次不愈》中说:"且放痧何以数次不愈乎?盖惟人有食积、血痰阻滞其毒,故痧虽放而不尽。设有能消除其食积,血痰,则痧毒无阻,尚乌有不愈者耶?"这段话,非常明显地提示我们,体内留有的食积、痰浊、瘀血,可以阻碍痧毒的排出,可以导致痧证缠绵不愈。

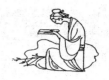

第三节　痧证证候特征

在上一节在介绍痧证的时候，已经指出痧证是一个赋有络脉受邪的特征的证候，因此具有络脉受邪之后，闭阻不通，甚或郁滞所导致的一系列证候特点。下面根据《痧胀玉衡》的有关论述，再详细归纳痧证的一些发病特征和证候特点。

一、痧证无虚证

郭氏没有明确指出痧证是络脉受邪的证候，但是，他明确指出痧证是一个有实无虚的实证，并且设有专篇进行论述。

首先，痧证的发生是由于外感病邪而导致。郭氏在《痧有实而无虚辨》开章即指出"痧者，天地间之疠气也"。外感之疠气，所伤人体以实证为主。郭氏接着阐述了痧证的在感受疠气之后的几种演变状况："入于气分，则毒中于气而作肿作胀。入于血分则毒中于血而为蓄，为瘀。凡遇食积、痰火、气血即因之阻滞，结聚而不散，此痧之所以可畏也。"外感疠气形成痧证之后，既可以入于气分、又可以入于血分，都可以形成作肿作胀、为蓄为瘀的实证。而且痧证若遇有食积、痰火更容易导致气血的阻滞、结聚不散而导致出各种各样的实证证候，因此痧证一发生就是一个实证。

郭氏还从人的体质状况来分析了痧证的虚实情况。指出："故人之壮实者，有痧胀之症（证），饮热酒、热汤而变者，固然（是实证）；即人之虚弱者，有痧胀之症（证），饮热酒、热汤而变者，亦无不然（是实证）。至如人有杂病，兼犯痧症（证），是为杂病变端，再亦畏夫热酒、热汤，人不知觉，遂遭其祸，则是痧之发，又何论人之虚实乎（当然是实证）。"首先是体质强壮的人，痧证

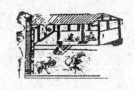
表现为实证是自不必说。而对于虚弱体质的人，或者是杂病而兼患痧证的病人，只要有痧证，就证明是有外感，或者是饮食，或热酒、热汤等致病邪气。就是一个实证。在这里郭氏还非常形象地把人的体质比喻为房屋，把痧证比喻为侵入房屋的盗贼，他说："夫人有痧毒，如家之遇贼寇也，人有虚实，如家之有厚薄也，假若贼寇操戈已入于室内矣，而乃以家之资财之薄也，其贼寇可不驱而出之乎！吾见家有贼寇，必先驱之为是。人有痧毒，亦无不先驱之为是也。"很明显，痧证是一种外邪为主的病证。不管体质之强弱，只要发现有痧证就必须以驱逐病邪毒气为先，然后才能考虑其他治法。郭氏非常重视痧证是实证的立论，这是使用刮痧和放痧外治法的重要依据。所以郭氏在《痧有实而无虚辨》中最后指出："痧发不论虚实，驱毒在所当先，温补必于收后，此痧之所以有实而无虚也。"

思考更深层的原因，这正是痧证是络脉受邪证候的缘故。络脉是人体一个很特殊的部位，它既是经脉的各种细小的分支，可以加强脏腑之间、经络之间、脏腑与经脉之间的联系。同时反过来看，络脉相对于经脉和脏腑，又犹如江河的支流、溪水，是经脉脏腑的源头。如果病邪阻塞了络脉，犹如支流、溪水被污染、被堵塞，将直接影响到整个江河水流供给量和流速；并且影响到整个水流的质量。因此，络脉受邪的病变，在人体病变中，是一个非常重要的阶段。必须要积极地驱逐络脉中的病邪来加以治疗。痧证是人体特殊部位的络脉受到了病邪伤害而形成的证候，这应该才是郭氏强调痧"有实无虚"和"痧发不论虚实，驱毒在所当先"的根本原因，也是强调痧证无虚证的意义所在。

同时痧无虚证的观点，也是完全符合《内经》刺络泻邪法所治疗的病证。因为所有的刺络方法，都是"以泻其邪，而出其血"为根本原则。任何一种刺络法，都只能适合于络脉受邪的实证。

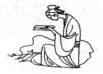

因此,在使用刮痧术等刺络法时,一定要把络脉虚证,以及没有络脉受邪证候加以区别,只能把刮痧术等刺络法用在络脉受邪之后的实证的痧证上。

二、痧证多闭阻

是指痧证病变多表现出气机闭阻,以及因为气机闭阻而导致的一系列病理改变。这与络脉受邪之后,容易阻塞人体整个气机血液有关。

首先,它可以表现为气机不通的肿胀疼痛特征。诚如郭氏在《用药大法》中说,"痧气壅遏,未有不阻塞于中,故作痛、作胀"。同时在《论胀》中又说:"胀者,气之闭也。气为毒壅,故作肿作胀,"这也是郭氏把痧证命名为"痧胀"的原因。

不仅如此,由于络脉受邪,还可以表现为气机逆乱现象。诸如郭氏在《论胀》中指出的那样"凡下窍闭者,多上吐,或吐蛔或吐血","中窍闭则下泻,或泻水或泻蛔","上窍闭而复升则作闷,或头疼或上肿。"

由于气机闭阻和逆乱,也可以影响到血分。《论胀》指出:"气为毒壅必伤血分",而形成"血为毒凝","血为毒壅","血为毒聚且结"的瘀血性的疼痛,以及硬结肿块等等。

中医学认为,"气有余便是火。"由于痧证的气机闭阻和血毒郁结的原因,形成了气血壅遏的状态,非常容易化生火热和热毒证候。故《用药不效》和《痧有放刮不尽辨》都明确指出"夫痧者,热毒也。""盖痧者,热毒也。"这种热毒现象,有如垃圾郁遏,发酵之后所生的热气一样,是一种郁热郁毒,与一般的热证是有明显区别的。一般热证可以使用"热者寒之"的清热方法就可以治疗。而郁热郁毒,则只有通过排泄,消除郁结状态才能解除。

三、痧证多兼夹

痧证多是兼夹证候,是指痧证多有隐匿地发病于其他病证中的特点。由于这种特点,痧证往往容易被人忽视,而伤人最多。郭氏在著述《痧胀玉衡》后期的时候,更感觉到了这种痧证的特点。在《痧胀玉衡》的《续叙》中他说:"而年来痧之变幻,更有隐伏于别病中者,伤人最多,非为世所罕识。尤余前书之所未及,因又有痧刻之续。"这个特点在《痧胀玉衡》所列的病种之中反应得更多。如伤寒兼痧、疟疾兼痧、痘前痧胀、痘后痧胀、胎前产后痧、老弱兼痧、疮证兼痧、弱证兼痧、内伤兼痧、麻疹兼痧胀、痧胀兼麻疹、伤寒黄斑兼痧、口舌兼痧、黄气病兼痧、肿毒夹痧、痫症兼痧等等。这些都是某些疾病伴发了痧证的病证。

郭氏在他《痧胀玉衡》的《痧为百变病证》中,论述了痧证出现这种兼发于其他病证当中的原因。认为"盖百病之中,有或因病,而感夏月暑热时行之气,有或床第不洁,秽恶冲人,而兼之平时伏毒深藏,一时痧症(证)均可乘隙窃发"。就是说,任何一种疾病,都可以因为各种原因(或者是久病之后体质虚弱,或者是兼感时令暑湿之邪,或者是秽浊之气,或者是伏毒内发等等),而导致络脉受邪、闭阻不通而出现痧证。

痧证暗暗地、隐匿地兼发于其他病证之中,是与痧证的络脉受邪之后,所具有的证候特点有关。任何一种疾病,发展到一定的阶段,或者在一定的时机,都有可能出现络脉受邪的证候特点。比如:从外感病来看,《素问·缪刺论》说:"邪客于皮毛,入舍于孙络,留而不去,闭塞不通,不得入于经,流于大络,而生奇病也。"《灵枢·百病始生》说:"虚邪之中人也,始于皮肤,皮肤缓则腠理开,开则邪从毛发入……留而不去,则传舍于络脉……"指出了浅表的络脉受外来病邪的过程。因此,在外感病

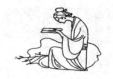

证之中就非常有可能兼夹有痧证。又如：从内伤病来看，叶天士认为"久病在络"，"久病入络"，"初为气结于经，久则血伤入络"。诸如郁证、痛证、癥瘕积聚等内伤病证，或者如疟证、痹证等有外感之邪，迁延不愈的病证，都可因病邪郁久而侵犯在里的络脉，也可以形成络脉受邪证候。因此内伤病证之中，也非常容易兼夹痧证。由此看来，任何一种疾病都有兼发痧证的潜在危险，作为临床医生必须引起高度重视。而只要出现了络脉受邪的痧证特点时，就应该使用治疗络脉受邪证候的治痧术，或从体表直接将病邪排出体外，或者引导病邪从深层的脏腑血分，通过经脉、络脉排出体外。

四、痧证多怪异

在中医有"怪病多为痰作祟"之说。是指临床常见的一些怪异的说不清、道不明的一些病证，比如病变部位不固定，或上或下，或左或右；病证表现不清晰，或寒或热，或痒或痛，或昏或晕等等，多是由于痰浊这种病邪所引起。而这些怪异的临床表现也与痧证有关。这是因为痧证是一个络脉受邪病变，而络脉受邪之后就可以出现这种变幻莫测的怪异的临床症状。《素问·缪刺论》"邪客大络者，左注右，右注左，上下左右，与经相干，而布于四末。其气无常处。"这种对于络脉受邪而出现上下左右游走不定的证候怪异的论述，能够帮助理解痧证所出现的怪异病证的原因。痧证是络脉受邪的证候，是络脉受邪证候就可以出现各种各样的、令医者想不到的怪异的病证。

郭氏把按照常规诊治方法不能取得效果的痰证作为怪病进行讨论。认为这些因为痰引起的怪病，还有更深层次的原因，多是由于络脉受邪、闭阻不通的痧证所引起。郭氏在《痧胀玉衡》中，专门有一篇论述痧证具有怪异表现的篇章，叫做《怪病之谓

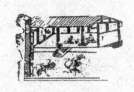
痧》。在这篇文章中，郭氏将痧证与痰证作了一个比较，认为"方书所载，怪病之谓痰，此古人之格言也。是以中风、痰厥、昏迷不醒及流痰、肿痛，具责之痰。然有治痰而痰得其治者，十中一二，有治痰不为所治者，十有八九。是非痰之不可治也，盖因其症之凶危，医者胶于方书之语，咸谓其痰之使然。"

为什么按照治痰的方法治疗这些诸如：中风、痰厥、昏迷不醒、流痰、肿痛的一类怪病，效果只有十之一二呢？究其原因，还是这些病证波及了络脉，是络脉受邪之后才表现出这些怪异之象。郭氏在接下来对这些怪病的一般特征作了叙述：

"（因于痰证者），何乃十有八九余切其脉而不洪滑，即有可疑。或症有口渴身热，脉变而为沉迟；或症有不渴身凉，脉变而紧数；此皆脉症不合。须识其痧，一取青紫筋色而辨之，自有确见。若医者惟执为痰以治之，便成大害。"

这段话是紧接上面一段的。意思是说，如果是有痰的证候存在，那么脉象应该洪滑，而相反却没有洪滑的脉象。还有，口渴身热的热证证候，反而表现为阴寒的沉迟脉象；不口渴，周身冰凉的阳虚阴寒证候，反而见到寒邪外束的、脉象紧数的实证象；这些既是可疑点，也是证候的怪异之处。由此看来，诸如中风、痰厥、昏迷不醒的一些具有危象的病证，以及一些具有流痰、肿痛等等的怪异的病证，的确是有络脉受邪的痧证。应该按照治疗络脉受邪的痧证进行治疗。因此，在临床上出现了这种脉证不合的怪异的病证的时候，就应该识别痧证的存在与否。郭氏告诫说："须识其痧，一取青紫筋色而辨之，自有确见。"如果是有痧证的表现存在，那么青筋、紫筋肯定是显而易见的。这时就应该积极地采取治疗痧证治痧术进行治疗了。笔者体会，这是郭氏对《内经》邪客大络在临床诊断方面的一个很有意义的贡献。

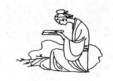

第四节 痧证的诊断与鉴别诊断

对于痧证的诊断和鉴别诊断,完全可以根据痧证的概念及其特征,进行非常准确的诊断。为了在临床上比较方便地对痧证进行识别,也为了在普通老百姓中普及辨认痧证的知识,笔者根据《痧胀玉衡》当中的有关诊断和鉴别诊断的内容,归纳总结如下。

一、诊断

(一)辨痧筋,识痧象

识别痧筋,所谓痧筋,是指腿弯和臂弯所显露的深青色、紫色、红色的细筋。而且刺破这种细筋,一定会流出紫黑毒血。郭氏在《刺腿弯痧筋法》中指出"腿弯上下,有细筋,深青色,或紫色,或深红色者(肌肤白嫩者,方有紫红色)。即是痧筋,刺之方有紫黑毒血……若臂弯筋色,亦如此辨之。"

在临床上,可以通过对皮肤上痧筋的显露程度,判断痧证所具有的轻重不同的性质,从而采取不同的治痧方法。郭氏在《痧筋不同辨》中指出"痧筋有现、有微现、有乍隐乍现、有伏而不现。痧筋之现者,毒入于血分者多;乍隐乍现者,毒入于气分者多;微现者,毒阻于气分者多;伏而不现者,毒结于血分者多。"一般情况下,痧筋乍隐乍现,是痧毒入于气分;痧筋微现,是痧毒阻于气分;痧筋显现,是痧毒入于血分;痧筋伏而不现,是痧毒结于血分。痧毒入于或阻于气分,应该积极使用刮痧术;痧毒入于血分或结于血分则当使用放痧术。

刺破痧筋,就是使用针具(主要是锋针)刺破痧筋,只要发现有紫黑血流,即可以断定痧证的存在。《痧筋原(源)于血中之

中 篇 刮痧术的临床应用

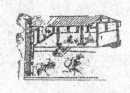

毒》指出"故痧有痧筋可辨,亦如别病之有别症可辨也。""盖针锋所刺,不过锋尖微微入肉,有痧毒者,方有紫黑血流;若无痧毒者,其锋尖虽刺,点滴全无。"也就是说,只要有痧证存在,就会流出紫黑色的血液,无痧证则一点也不会流出紫黑色的血液。这是因为,痧筋完全是由络脉受邪之后,络脉瘀塞不通而引起。郭氏认为是"痧筋原(源)于血中之毒",所以当在皮肤上发现有痧筋时,只要使用针具微微将其刺破,紫黑色毒血外流,就可以断定有络脉受邪的痧证存在。这是诊断痧证最切实有效的方法。

刮痧检查,辨别痧证的存在与否,还有一个刮痧的方法。郭氏《诸症不类痧辨》中指出"凡遇危症,病家不识痧筋,犹用刮痧可辨。"刮痧也能反应痧证的存在与否,是因为,痧证是络脉受邪的证候,刮痧所排出的血性痧疹,是排除络脉中病邪的征象。当然也就切实地反应了有络脉受邪的痧证存在。有两种情况可以使用刮痧来验证痧证。一个是病家不会辨认痧筋的时候,另一个是痧证出现危证,放痧不出的时候。

需要特别强调的是,刺破痧筋流出紫黑血液;或者刮痧检查痧疹显现,就可以确认痧证的存在。痧筋见血和刮痧见疹,就是诊断络脉受邪、闭阻不通的痧证诊断硬指标。

(二)辨怪异之证

《痧筋不同辨》"若斯者(若痧筋不显,不能根据痧筋辨别出痧证),必从其脉之不合于症而辨之,必取其所发之病在缓,所见之症候更倏有其甚急者,即病与症之不合,又可辨其为痧,则痧毒之结聚不散者,自可细详。"即可以根据症状与脉象的不相符合辨认痧证;也可根据疾病与证候之间的缓急不同辨认痧证。这是因为,痧证为患,总是因为其侵犯络脉,而容易表现出闭塞瘀阻的急重和缠绵之证。而其或急重,或缠绵的临床表现,多与一般杂证症状、和杂证脉象不一致。一般在临床上,只要发现有

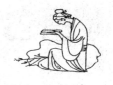

疾病与证候之间的性质不合,则当仔细辨别病人的脉象,详细了解疾病经过;在没有痧筋可辨认的情况,也应该刮痧验疹,确定痧证。总之怪异之证,是痧证的一个可疑征象,不能轻易放过。

(三)辨怪异之脉

怪异之脉,主要就是指与证候性质不一致的脉象。在辨怪异之证时已经提到。但是郭氏非常重视这种脉证不合的痧证现象。再次从脉象上加以鉴别。郭氏在《痧脉要诀》中指出:"痧症(证)之脉,与诸症之脉不同。如伤寒伤风,自有伤寒伤风之脉。若伤寒伤风一兼痧症(证),其脉必变,病必凶暴是也。凡遇杂症有痧皆然。"脉证不合,是痧证的一个重要征象。比如伤寒伤风之脉,本应该浮紧、浮缓,而只要一兼有痧证,则脉象必然变易为或洪大无伦,或细弱沉伏等等。又如热证见寒脉、寒证见热脉、实证见虚脉、虚证见实脉、里证见表脉、表证见里脉等等怪异之脉,也有可能是病邪深陷络脉而形成的痧证的表现。这些现象都与病邪侵及络脉,闭塞不通有关。此时也应该积极追踪病史,详细查证痧筋,或者验证痧疹,确诊痧证。

二、鉴别诊断

(一)痧证与饮食腹痛的鉴别

郭氏在《诸痛类痧辨》中说:"食者,失饥伤饱,聚中脘作痛,其症:遇食即疼,胸脯饱闷,似痧者一;然按脉气口必然有力可辨。"

这里所讲的是饮食伤及胃脘,而引起疼痛胀满症状,是一种在失于饥饿、饮食过量引起的胃脘胀痛。其胀痛特点是:"遇食即疼,胸脯饱闷"。与兼痧的鉴别点在于脉象上。如果有痧,脉反沉伏,而且必然痧筋显露。而如果不兼痧证,则没有痧筋,而

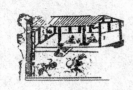

且"按脉气口必然有力可辨。"

（二）痧证与冷食腹痛的鉴别

郭氏说："若因冷食入胃，食与寒气相搏于中，则心脾郁结，胸胁满闷，中脘作痛，似痧者二；然按脉气口必然无力，但有嘈杂冲胸，嗳气吞酸可辨。"

这里所讲的是，冷食伤及胃脘之后出现的胸胁满闷，中脘作痛的症状，是由于食气与寒气相搏于中，心脾郁结而引起。其特点是胸胁胀满、中脘疼痛的同时，会出现嘈杂冲胸、嗳气吞酸的症状。与兼发痧证的鉴别点在于脉象上和痧筋上。如果脉象沉伏而有力，而且有痧筋可辨则是兼有痧证，如果没有兼有痧证，则"按脉气口必然无力"，而且一定没有痧筋可辨。

（三）痧证与气痛的鉴别

郭氏说："气者因怒气所伤，不得发越，胸膈气塞冲激心脾，呕逆恶心，吐不能出，其疼手不可按，坐卧不定，奔走叫呼，似痧者三；然按脉两关必然洪大，余部俱必应指，及刮之无痧，痧筋不现，可辨。"

这里讲的是，因为生气、怄气之后，郁怒气结，所引起的脘腹胀痛的症状。这是由于生气之后，胸膈气塞、冲激心脾而引起。其特点是在胀痛的同时出现呕逆恶心，吐不能出，其疼手不可按，坐卧不定，奔走叫呼等症状。与兼发痧证的鉴别点在于脉象和痧筋。如果脉象沉伏，而且有痧筋可辨则是兼有痧证；如果没有兼痧证，则"刮之无痧，痧筋不现"，而且"按脉两关必然洪大，余部俱必应指。"

（四）痧证与火热痛证的鉴别

郭氏说："火者，因热作痛，胃火上逆，呕吐酸水，必然口渴欲饮，饮入即吐，其症手足温暖，面带阳色，似痧者四；然按脉六部

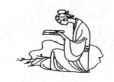

洪数,又与痧类,难以细分,必看痧筋,兼用刮法可辨。"

这里讲的是因为火热导滞的脘腹胀痛症状。这是由于胃火上逆所引起。其特点是在胀痛的同时可以出现口渴欲饮,饮入则吐或者呕吐酸水;手足温暖,面带阳色的症状。与兼发痧证的鉴别在于脉象和痧筋上。如果脉象沉伏,又有痧筋和刮痧的痧疹可以看到的话,则是兼有痧证无疑;相反如果脉象六部洪数,而且又没有痧筋和痧疹出现则是没有兼有痧证。

(五)痧证与寒冷痛证的鉴别

郭氏认为:"冷者,久属虚寒,沉寒作痛,其脉必然平软,似痧者五;但饮热则安,饮冷痛发可辨。"

这里讲的是因为虚寒所引起的胀痛症状。这是由于人体阳气不足,虚寒内生所引起。其特点是其痛饮热则安,饮冷则痛发。这与痧证的饮热则加重,饮冷则减缓的情况正好相反。而与兼发痧证的鉴别仍然在于脉象和痧筋上。如果兼发痧证则脉沉伏,而且有痧筋或者痧疹可以辨别;如果其脉平软,而无痧筋或痧疹可辨,则是没有兼发痧证。

(六)痧证与虫证疼痛的鉴别

郭氏说:"虫者,胃脘疼痛有如刀触,痛极按心,搔爬难定,兼之脉息无伦,徐疾不一,似痧者六;然虫必有因,各有所喜,如茶虫喜食茶叶,糖虫喜食糖物,或泥或絮,或酒或盐,其为虫也,必有一好,食之便安,若遇槟榔、五灵脂杀虫等药,或药性力薄,不能驱逐而出,势必咬齿翻动肠胃,更加疼痛可辨。"

这里讲的是因虫导滞胀满疼痛的症状。这是由于肠中蛔虫导滞气机逆乱而引起。其特点是:胃脘疼痛如刀触,痛极按心,搔爬难定。而且有得喜好之物时,则疼痛可以稍微缓解。若是,驱虫不力,必然导致更加疼痛。与兼发痧证的鉴别在于脉象和

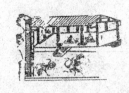
痧筋或痧疹上。如果兼发痧证则脉多沉伏，而且有痧筋或痧疹可以辨别；如果没有兼发痧证，则"脉息无伦，徐疾不一"，而且没有痧筋或痧疹可以辨别。

（七）痧证与积滞痛证的鉴别

郭氏说："积者，旧有宿积，聚结肠胃，忽因行动，作痛作疼，似痧者七，然痧筋罕现，刮痧无影可辨。"

这里讲的是因为积滞日久所导滞的胀满疼痛症状。这是由于旧有宿积，聚结肠胃，因为某种忽然的动作，或者其他的原因，以致气机逆乱而引起。其特点是作痛作疼，突然而发。与兼发痧证的鉴别在于脉象与痧筋和痧疹上。若是兼发痧证，在脉象多沉伏，必然有痧筋或痧疹可以鉴别。若是没有兼发痧证，则"痧筋罕现，刮痧无影"。

以上郭氏重点从七个方面对痧证进行了鉴别。这既是郭氏强调痧证的诊断和鉴别诊断的一个例证。也是对医者的一个非常重要的启示。笔者认为，痧证是一个证候，可以兼发于各种各样的病证之中，因此，在我们临床之时，全面考察病情，辨清痧证，有针对性的治疗痧证和各种病证，才能够取得很好的疗效。诚如郭氏在《痧胀看症法》中所说："故治痧胀，一见脉之不合，先看痧筋，次审气色，三听声音，四推犯病之由，其间或有食积血痰阻于上中下、左右各处之分，须细辨其病原，后用药不误也。凡痧脉有一部独异，有六脉俱异，即有异之中，亦有阴阳虚实，脉之神气可辨。要非一端可执，尚其审诸。"笔者体会，对于痧证的诊断，一定根据每个病人的具体情况，按照郭氏提出的诊断步骤"一见脉之不合，先看痧筋，次审气色，三听声音，四推犯病之由"，仔细辨认综合分析，才能正确的诊断痧证。

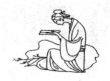

第五节　痧证的分类

一、肌肤痧

该证往往是痧证初发，由外感而得。病邪由皮肤而入，刚刚在肌表部分，或者波及半表半里，以胸中作闷，或作呕吐，而或腹痛为主要临床表现。《痧分表里辨》"痧之初发，必从外感。感于肌表，人不自知，则入于半表半里，故胸中作闷，或作呕吐，而腹痛生焉。"

由于肺合皮毛，肌表往往与肺相关。因此，肌肤痧应该还具备有肺系疾患的特点。比如郭氏在伤风咳嗽痧的流涕、喉痒咳嗽；痰喘气急痧的胸闷气紧、痰吼；咳嗽呕哕痧的咳嗽，痰涎上涌，或呕吐恶心，或面目浮肿，或心胸烦闷等，也应该属于肌肤痧的特征范畴。形成这些病证的原因，主要是由于病邪侵犯肺络，闭塞不通而引起。郭氏称之为"痧毒之气上凌肺金"。

二、血肉痧

病邪由肌肤痧的半表半里，进一步深入，到达中焦，升降失司；或上攻冲心；或内攻腹部，所以出现欲吐不吐，欲泻不泻；心胸大痛；盘肠吊痛等临床表现。郭氏说"痧感于半表半里，人不自知，则入于里，故欲吐不吐，欲泻不泻。痧毒冲心，则心胸大痛，痧毒攻腹，则盘肠吊痛。"

三、脏腑血分痧

病邪在里而得不到解除，则可以使病邪更加壅盛，致使络脉闭阻更盛。痧气壅阻，恶毒逆攻心膂，导致立时发晕等严重症

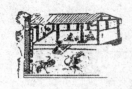

状。郭氏说"痧中于里,人不自知,则痧气壅阻,恶毒逆攻心膂,立时发晕,"这时即便是使用了刮痧和放痧术,而其出痧与出血再多,也不能获得显著的效果,为"痧毒入深,大凶之兆。"

四、凝、壅、聚、结的分类

凝、壅、聚、结是《痧胀玉衡》中郭氏从痧毒深入血分的角度出发,划分出的轻重四种不同类型。《凝壅聚结辨》指出:"凝壅聚结,皆为血分痧毒恶症,其间有轻重之别。凝者,初犯之症;壅者,凝多而塞;聚者,血壅或左或右;结者,血滞一处。故痧毒中血分,结为重,聚次之,壅又次之,凝为轻。凝以红花、泽兰为主,壅以延胡索、桃仁为主,聚以苏木、茜草为主,结以五灵脂、降香为主。轻者用药不可重,重则恐伤本原,重者用药不可轻,轻则治之不效。"归纳如表6。

表6 凝、壅、聚、结的初步分类

分类	主要表现	轻重程度	药物治疗特点
凝者	初犯之症	轻	以红花、泽兰为主
壅者	凝多而塞	中	以延胡索、桃仁为主
聚者	血壅或左或右	较重	以苏木、茜草为主
结者	血滞一处	重	以五灵脂、降香为主

通过凝壅聚结的痧证分类,可以能够更好地理解痧证的不同程度临床表现和药物治疗大法。

郭氏在《痧筋不同辨》中指出"痧筋有现,有微现,有乍隐乍现,有伏而不现。痧筋之现者,毒入于血分者多;乍隐乍现者,毒入于气分者多;微现者,毒阻于气分者多;伏而不现者,毒结于血分者多。"可以作为凝壅聚结四种不同程度痧证的痧筋特征的补

中国民间刮痧术

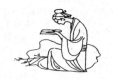

充。同时可以进一步分析出选择不同的刺络方法,治疗不同程度的痧证。列表分析如下(表7):

表7　痧筋分类

痧筋分类	痧犯部位	气血分类	选择刺法
痧筋乍隐乍现	毒入于气分者多	气分	刮痧术
痧筋微现	毒阻于气分者多		
痧筋显现	毒入于血分者多	血分	放痧术
痧筋伏而不现	毒结于血分者多		

　　将以上两个表的内容相结合,可以分析出郭氏对于痧证的比较完善的一种分类方法。

　　即痧证处在凝的阶段,主要表现为初犯之症状,比如以头昏、身重、酸软的临床表现为主,痧筋多是乍隐乍现。提示毒邪入于气分,病证偏轻(为轻),药物多配用红花、泽兰为主。邪气初入气分,刺法多选用刮痧术。

　　痧证处在壅的阶段,主要表现为凝多而塞的症状,比如在头昏、身重、酸软的基础上出现了胸腹满闷,或呕或泻的临床表现。痧筋往往微现。提示毒邪阻于气分,病证稍重(为中),药物多配用延胡、桃仁。邪气居于气分,刺法仍然多选用刮痧术。

　　痧证处在聚的阶段,主要表现为血壅或左或右,变化莫测的症状,此时痧筋往往是显现。提示毒邪初入血分,病证较重,药物多配用苏木、茜草。邪气初入血分,刺络法应该选用放痧术。

　　痧证处在结的阶段,主要表现为血滞一处的临床症状,此时病情多表现为疼痛难忍,甚或痧毒攻心的一系列症状。痧筋往往伏而不显,提示毒邪深入血分,病证深重,药物多配用五灵脂、降香。邪气深入血分,刺络法应该选用放痧为主。具体分类归纳如表8。

表8　凝、壅、聚、结的分类归纳

分类	凝者	壅者	聚者	结者
主要表现	初犯之症	凝多而塞	血壅或左或右	血滞一处
轻重程度	轻	中	较重	重
痧筋表现	乍隐乍现者	微现者	痧筋之现者	伏而不现者
痧犯部位	毒人于 气分者多	毒阻于 气分者多	毒人于 血分者多	毒结于 血分者多
药物治疗 特点	以红花、 泽兰为主	以延胡索、 桃仁为主	以苏木、 茜草为主	以五灵脂、 降香为主
气血分类	气分	血分		
选择刺法	刮痧术	放痧术		

第六节　痧证的治疗原则

一、排邪祛毒，治痧为先

　　痧证是一个络脉受邪、闭阻不通证候。络脉受邪之后，由于症状多隐匿和轻浅，往往被人忽视。若不能及时治疗，留恋不解，则可变证重重，终成不治之症，所以治痧不可怠慢。《慢痧必须速治》"夫痧之致人于死者，虽有如是之久，而其痧毒蔓延于肠胃、经络间者，正多凶险之处，即如痧毒潜结于身之或左或右，或上或下，或里或中或表，既有若是之滞结者，必不尤然若是之滞结而已也。将且在内者，先坏脏腑，在中者，先损经络，在表者，先溃肌肉。虽未即毙，而其难治之形必然先见，若一不治，便成死症（证）。"

　　郭氏还把痧证与其他病证的特点进行了区别，认为痧证急，而其他病证缓，因此治疗痧证往往都是首要任务。《痧与杂症轻

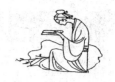

重不同》指出"痧与杂症往往相兼而发,俱当首重治痧,兼医杂症,盖痧症(证)急而杂症缓也。"同时郭氏还在《痧胀昏迷与杂症不同》中阐述杂症昏迷与痧证昏迷的不同形式,强调首重治痧的重要性:"夫杂症昏迷,不过痰、气、血涌,或虚极而发晕已也,故可以延时日。至于痧而昏迷不醒,仅是痧气冲心,尤有可解,若为痧毒所攻,则毒血一冲,势必攻坏脏腑,未有少延者矣。"痧证出现昏迷,不似杂症昏迷只是气机逆乱,而是络脉受邪,痧毒内攻、闭塞窍道,轻者尚可救治,重者甚是难疗,所以郭氏始终强调治痧为先。

二、重视刮放,刺络泻邪

郭氏在《用药不效》中分析用药物治疗痧证之所以没有效果之后指出:"此治痧者,莫先于刮之放之也。如刮之放之,而肌肤血肉之毒已除,然后将肠、胃、脾、肝、肾,三阴之毒,用药以驱之,药固未有不效者也。然亦有刮之放之而药有不效者,是非药不效也。盖其时虽放,而放之或有未尽;虽刮,而刮之或有未到,则是肌肤血肉之毒犹在,故即用药,而药有不效而耳……"很显然,当络脉受邪形成痧证之后,可以波及"肌肤血肉之间"等全身的络脉。病邪已经涉及络脉,若只是靠药物治疗显然是不够的了。这比如搞爱国卫生运动,清洗阴沟中的淤泥,只用水冲洗是肯定不够的,特别是阴沟被太多的淤泥阻塞,或者阴沟的缝隙中被淤泥堵塞,此时如果不使用铲子等工具将淤泥排出,或者是不把黏滞在阴沟缝隙中淤泥掏出来,只是使用水洗往往是徒劳的。以水冲洗阴沟相当于治疗痧证时的服药。而用铲子等工具掏出淤泥,则相当于治疗痧证时的放痧和刮痧。当然,刮痧和放痧之后,仍然有痧证没有消退的时候,则是因为病邪往往较深,已经深入内脏,当然还应该适当配合药物治疗,以加快病邪的排出和

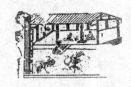

体质的恢复。这又比如掏出阴沟里的淤泥后仍然需要使用清水进行清洗，或进行阴沟壁的清洁，可以使阴沟更好地起到排泄污水浊物，减少淤塞可能性一样。郭氏指出的"若刮已到，放已尽，而痧症（证）犹在，则是痧毒惟在肠、胃、脾、肝、肾、三阴经络，非药将何以治之乎。"也就是这个意思了。

由于在痧证过程中，气机闭阻和逆乱，影响到了血分。《论胀》指出："气为毒壅必伤血分"。而形成"血为毒凝"，"血为毒壅"，"血为毒聚且结"的瘀血性的疼痛，以及硬结肿块等等。"故治痧必兼治血，盖血活毒气行，血破毒气走，血败毒气散。"使用刮痧术和放痧术能够使在血分凝壅聚结的毒邪得到有效排出。《内经》所说的"病在血，调之络"，强调的也是这个道理。

三、治痧绝根，不留后患

痧证的病位主要在络脉，病邪深居络脉，总是缠绵难除，所以郭氏强调治痧一定要除尽络脉病邪，务在绝根，否则痧证总会反复。有如郭氏在《治痧当绝其根》中所指出的"痧之为害，治之虽愈，若一有未除，即复肆毒，又遍周身。"比如肌肤痧通过刮痧治疗，血肉痧通过放痧治疗，痧证得到缓解，但是脏腑血分痧只要有少许未消，则可能因为饮食等稍微不慎，导致"痧毒即复，由内而攻表，遂遍周身。"又如脏腑血分痧通过药物治疗，或者血肉痧通过放痧得到治疗，但是在表者肌肤痧没有排尽，则痧证"即复由外而攻内"。还比如脏腑血分痧和肌肤痧虽然排解，但是血肉痧没有放尽，也会"传遍表里"，难以治愈。所以郭氏强调指出"如此可畏之极，真生死所关，非杂病所得而比也，故治痧当绝其根。"

待到络脉病邪被排泄干净之后，则当使用补益之剂，充填胃气，不让外邪再有入侵络脉的机会。郭氏在《数犯痧症（证）》中指出"不知痧之易感，必由于胃气本虚，遂乃数犯。予尝用'绝痧

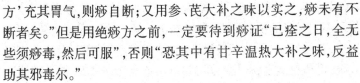
方'充其胃气,则痧自断;又用参、芪大补之味以实之,痧未有不断者矣。"但是用绝痧方之前,一定要待到痧证"已痊之日,全无些须痧毒,然后可服",否则"恐其中有甘辛温热大补之味,反益助其邪毒尔。"

四、排解杂证,不使掣肘

当使用刮痧术和放痧术治疗效果不好时,有可能是因为瘀血、食积、痰浊等病证,牵制了痧毒的排泄。所以应该积极地消除这些杂证之后,让痧筋重新显现,再使用放痧术和刮痧术,痧证就会得到有效的治疗。郭氏在《痧筋不同辨》中指出"结于血者散其瘀;结于食者,消其食而攻之;结于痰积者,治其痰积而驱之。则结散之后,痧筋必然复现,然后剩而放之,其痧可得而理也。"可见治疗痧证时,还当重视对兼夹于痧证之中的痰浊、食积,以及瘀血等杂证的治疗。

五、据痧择术,恰如其分

刮痧术用于治疗邪气浅表的肌肤痧,放痧术用于治疗邪气较深的血肉痧,药物疗痧主要用于邪气深陷的脏腑血分痧。《痧症(证)治要宜明》"痧入于气分而毒壅者,宜刮。痧入于血分而毒壅者,宜放。"在具体的药物的配合治疗,郭氏又指出:"痧无食积、瘀血而痧气壅盛者,冷服。痧气壅阻于食积,而无血瘀者,稍冷服。痧有毒盛而血瘀者,微温服。"说明可以根据痧证的兼夹食积所致的瘀滞程度,选择不同寒热温凉,不同性质的治疗手段。这些都是强调对痧证一定要把握程度,施以不同的治痧技术。

六、泻有分寸,不过为上

排解络脉病邪,是治疗痧证的根本治法。治疗属于泻法,当然应该预防"泻邪伤正"的弊端。郭氏在《治痧须先明百病》中提示不同程度的祛邪原则,可供参考。第一阶段痧证初期,病邪壅盛,正气充足,可以积极排邪。"始则用克伐之药,以治其痧胀之极,可谓有病则病受之,虽甚克伐,亦无害于本原矣。"第二阶段痧证中期,病邪消退五六成,还是应该积极排邪,只是需要顾及一下不足的正气,用药克伐不要太过"迨至痧已散去五六,尚存三四,则用药之法,虽宜尚重痧症,又当顾虑本原,惟在略用克伐而不伤本原者为是。若一过用克伐,便伤本原,岂不有误于不足之症乎。"第三阶段痧证中后期,病邪消退八九成,在排解病邪时,一定要使用顾护本元药物,使祛邪不伤正。"痧气散去八九,惟是略存一二,用药尤宜保护本原,而稍治其痧焉"。第四阶段痧证后期,病邪全退,只是本元不足,则应该积极补益元气,恢复体质。"痧患悉平,惟有本原不足,则自应以补益为先,然后可云能治其病而无误也"。最后郭氏强调治疗痧证应该通盘考虑,整体治疗。"若不先明于本原不足之症,而用药失宜,投剂无法,则其误人之罪,其能免乎!即此一端,可例百病,故吾谓治痧,须先明百病。"

第七节　痧证的善后及调养

一、排泄病邪,贯穿始终

前面在痧证治疗时阐述了郭氏泻邪有度的观点,这里强调痧证的治疗,始终应该祛邪。这是因为痧证自始至终都是一个络脉受邪的证候,因此祛除络脉病邪,应该贯穿治疗痧证的始终。郭氏特别强调痧证后期的治疗,也始终不忘排解络脉病邪。《痧后治杂症宜知》"痧退后,竟治杂症,固所宜然。但痧后余毒,

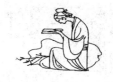

或尚存些须,按脉而脉已不显,辨症而症(证)已若清,此时用药,若即认为惟是杂症已尔,仅以治杂症之药治之,设使稍有相犯,吾恐斯人尚不得保其命也。盖痧后尤痘后,痘后之症,固不可舍痘余毒而单治杂症,痧后之症,又岂可舍痧余毒而单治杂症乎?此治痧后杂症,又不可不深虑,而于杂症剂中,更兼解毒活血乃能收全功也。"郭氏所提出的在痧证后期时,治疗杂证药物中"更兼解毒活血"的治法观点,确实是经验之谈。

二、扶正药物,谨慎使用

痧证是络脉受邪的证候,所以痧证"有实无虚"。治疗之法,当然无补法可言。在痧证后期,虽然有正气之虚,也必须要谨慎使用补益之剂。郭氏在《数犯痧症(证)》中指出的"然必痧症(证)已痊之日,全无些须痧毒,然后可服(补益之剂),以绝其根。否则稍有痧气未除,此等之药(补益之剂),断不可服,恐其中有甘辛温热大补之味,反益助其邪毒尔",应该引起临床医生的高度重视。

三、调整饮食,舒缓情绪

郭氏在《痧胀玉衡》中多次提到痧证的发生和变化,与饮食和情绪因素有密切关系。《痧有放刮不尽辨》就指出"盖痧者,热毒也。或误饮热汤,则青筋、紫筋,反隐而不现。即略现青筋、紫筋而放之,其毒血亦不流,并刮痧亦不出,热汤为之害也。""或又有痧毒方发,而为食物积滞所阻,食积与痧毒凝结于中,即放之不尽,刮之不出者,食物积滞为之害也。""或又痧毒方发,而兼遇恼怒气逆,怒气伤肝,则愈作胀,故痧气益盛",因此,在整个痧证的诊疗过程之中,必须要根据痧证,调整适当的饮食,舒缓不良情绪,才能不影响痧证的治疗,获得很好的效果。

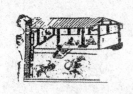

在饮食宜忌方面，郭氏根据痧证的闭阻和郁热特征，在《痧前禁忌》中强调"痧忌热汤、热酒、粥汤、米食诸物。"认为"饮热汤、热酒、粥汤则轻者必重，重者立毙。吃米食诸物，恐结成痧块，日久变出奇疾，甚难救疗"。这些经验，在治疗痧证时可以参考。

另外郭氏在《痧后禁忌》所说的"痧症（证）略松，胸中觉饿，设或骤进饮食，即复痧胀，立可变重，是必忍耐一两日为则，用可万全"。主张在痧证初愈，应该避免骤然进食，应该忍耐一两日再进食，以免导致痧证复发的经验，与《内经》所论述的"多食则遗"的观点相吻合。《素问·热论》中记载："帝曰：病热当何禁之？岐伯曰：热病少愈，食肉则复，多食则遗，此其禁也。"热病后期病邪初退，此时如果食肉，则容易导致热病的反复；而且饮食过量，就会导致病邪遗留，而变生种种疾病。因此，痧证后期即便是感觉很饥饿，也应该杜绝骤然进食的调养方法，应该引起重视。

第八节　痧证的服药方法

痧证是络脉受邪，具有闭塞不通的特性，因此治疗大法上多是选用辛香辛散、理气活血之剂，比如治痧代表方荆芥汤、防风散痧汤、陈皮厚朴汤等，药物多有荆芥、防风、陈皮、厚朴、红花、桃仁等。这些药物与痧证的热毒特性又相违背。因此郭氏作了服用冷药的形式，避免药物与痧证热毒相违背的局面。而且在《痧症（证）治要宜明》中郭氏还提出了具体服用要求。"痧无食积、瘀血而痧气壅盛者，冷服。痧气壅阻于食积，而无血瘀者，稍冷服。痧有毒盛而血瘀者，微温服。"在《痧胀玉衡》的凡例中，还罗列了汤饮的四种凉温状态。"云稍冷者，九分冷一分温也；云微冷者，八分冷二分温也；云微温者，冷者四分之三，温者四分之一也。"这些经验也值得临床医生仔细体会。

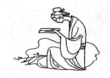

第二章　痧证的络脉受邪特征

络脉受邪证候，是根据《内经》有关邪客络脉和络脉实证的内容提出的。下面先简要回顾一下《内经》中的络脉和络脉受邪的病变。

第一节　关于络脉

络脉是中医经络系统的一个部分，整个经络系统，是分为经脉和络脉两个部分。经脉和络脉的区别，根据《灵枢·经脉》："经脉十二者，伏行分肉之间，深而不见……诸脉之浮而常现者，皆络脉也。"及《灵枢·脉度》："经脉为里，支而横者为络，络之别者为孙……"等的论述，可以知道经脉是主干，络脉是分支；经脉大多深而不见，行于分肉之间，络脉大多浮而常见，行于体表较浅部位；经脉较粗大，络脉较细小；经脉以纵行为主，络脉纵横交错，网络全身。

络脉之中又主要是由别络、孙络和浮络构成。

一、别　络

所谓别络，是络脉之中的较大者。之所以称为别络，有本经别走邻经之意，具有加强十二经相为表里的两经之间的联系，并

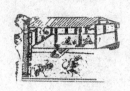
能通达某些正经所没有达到的部位,故可补正经之不足。一般认为别络有十五,即十二正经、任督二脉各有一别络,加上脾之大络,合称十五别络。

二、孙　络

孙络,是络脉再行分支之最细的络脉,分布全身,难以计数。即《灵枢·脉度》所谓的:"络之别者为孙"。孙络在人体内有"溢奇邪"、"通营卫"的作用。

奇邪其实就是导致络脉发生奇病的邪气。

"溢奇邪"和"通营卫"的第一层意思,就是孙络有将由皮毛而入的病邪转入到更深层的络脉(别络)的作用。从而使营卫部分发生疾病。这正是《素问·缪刺论》所说的"今邪客于皮毛,入舍于孙络,留而不去,闭塞不通,不得入于经,流溢于大络,而生奇病也"的过程。

"溢奇邪"和"通营卫"还有第二层意思。是指通过刺激络脉的方法,可以泻出络脉中的奇邪,从而达到营卫通畅的效果。《类经》在注释"溢奇邪"和"通营卫"时,指出"邪客于络,则病及荣卫,故疾泻之,则荣卫通矣……"

三、浮　络

浮络,是循行于人体浅表部位,"浮而常见"的络脉。其分布广泛,没有定位,起着沟通经脉,输达肌表的作用。

第二节　关于《内经》中的络脉受邪证候

络脉受邪证候,在《内经》是以"邪客络脉"和"络脉实证"的方式进行表述的。大体分为两方面的内容:

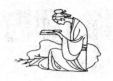

第一,络脉受邪证候的整体状态特点:在《素问·缪刺论》论述病邪"流溢于大络,而生奇病"时,这样写道:"夫邪客大络者,左注右,右注左,上下左右,与经相干,而布于四末。其气无常处,不入于经俞。"这段经文是在讲邪客络脉,发生络脉特有的奇病之后的一个整体反应。是一段带有归纳性的描述。

"其气无常处"的"气"有两种解释。一是把它理解为"病气",就是病邪的意思。这段话的意思就是,当邪客大络,发生络脉受邪的奇病的时候,病邪没有继续流窜到经脉或俞穴,而是上下左右四处走窜,并且与经脉相关地流窜到四肢末端。二是把"气"理解为人体的"气感"。就是人体本体的一个症状感觉。那么这段话的意思还可以理解为,当邪客络脉发生络脉受邪的奇病的时候,人体可以表现出其气无常处的症状感觉,这种感觉的具体表现是,一会儿在左边,一会儿在右边,一会儿在上边,一会儿在下边,游走不定,而且这种感觉往往多与经脉循行相关,并且多是四肢末端症状,而没有病邪入于经脉或俞穴的症状。具有这种症状的病人我们经常会在临床上碰到。这种病人到医者面前往往有一种莫可名状的怪异的痛苦感觉,西医往往称之为神经官能症。因此,络脉受邪的证候的特点,在《内经》中整体上就是指这种病邪随着络脉上下左右流窜不定,导致病证部位游走不定,或左或右,甚或不可名状的一系列症状。

第二,是一些络脉受邪证候的具体表现:在《素问·缪刺论》和《灵枢·经脉》中,就明确指出了一些邪客络脉的临床表现和络脉受邪后所表现的络脉实证的临床症状。在《素问·缪刺论》中一共提出了可以用缪刺法治疗的 24 种病证。其中如"邪客于足少阴之络,令人卒心痛,暴胀,胸胁支满……"的"邪客络脉"的病证有 14 种。这是《内经》明确指出络脉受邪的证候表现。另外,《灵枢·经脉》在论述十四别络的病变特点时,还相对应地提

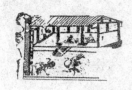

中国民间医学丛书

出了络脉实证和络脉虚证的主要临床症状,如《灵枢·经脉》中指出"手太阴之别……实则手锐掌热,虚则欠呿,小便遗数……"等等。"邪气盛则实,精气夺则虚"。络脉实证,正是络脉受邪的表现。下面归纳《内经》中络脉受邪的主要临床表现如表9:

表9　《内经》中络脉受邪的主要表现

	络脉(别络)病		
	《素问·缪刺论》中邪客络脉证候	《灵枢·经脉》中别络实证候	附:《灵枢·经脉》中别络虚证候
手太阴之络		实则手锐掌热	虚则欠呿,小便遗数
手阳明之络	"令人气满胸中,喘息而支胠,胸中热""耳聋,时不闻音"	实则龋聋	虚则齿寒痹隔……
足阳明之络	"骱肭上齿寒"	实则狂巅	虚则足不收……
足太阴之络	"腰痛,引少腹尻,不可以仰息"	实则肠中切痛	虚则鼓胀……
手少阴之络		实则支膈	虚则不能言……
手太阳之络		实则节弛肘废	虚则生肬,小则如指痂疥……
足太阳之络	"头项肩痛"、"拘挛背急,引胁痛"	实则骱窒头背痛	虚则骱肭
足少阴之络	"卒心痛,暴胀,胸胁支满""嗌痛,不可内食,无故善怒,气上走喷上"	实则闭癃	虚则腰痛……
手厥阴之络(邪客于臂掌之间)	"邪客于臂掌之间,不可得曲"	实则心痛	虚则为头强……

中国民间刮痧术

64

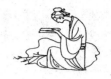

续表

	络脉（别络）病		
手少阳之络	"喉痹舌卷，口干心烦，臂外廉痛，手不及头"	实则肘挛	虚则不收……
足少阳之络	"胁痛不得息，咳而汗出""留于枢中痛，髀不可举"	实则厥	虚则痿躄……
足厥阴之络	"卒疝暴痛"	实则挺长	虚则暴痒……
任脉之别		实则腹皮痛	虚则痒瘙……
督脉之别		实则脊强	虚则头重，高摇之……
脾之大络		实则身尽痛	虚则百节尽皆纵……
邪客于手足少阴太阴阳明之络	令人身脉皆动，而形无知也，其状如尸，或曰尸厥		

中　篇　刮痧术的临床应用

在《素问·缪刺论》邪客络脉证候记录的条文中，邪客手阳明之络有 2 条，足阳明之络有 1 条，足太阴之络 1 条，足太阳之络 2 条，足少阴之络 2 条，手少阳之络 1 条，足少阳之络 2 条，足厥阴之络 1 条，邪客于手足少阴太阴阳明之络 1 条。另外，将"邪客于臂掌之间"的论述，归属于邪客手厥阴之络 1 条。一共是 14 条。虽然在十五别络中缺少了手太阴之络、手少阴之络、手太阳之络、任脉之别络、督脉之别络、脾之大络的邪客之后的症状记载，但是结合《灵枢·经脉》的络脉实证的记录，可以发现《内经》完整地描述络脉受邪之后出现的主要证候表现。《内经》的这些记录是人体络脉受邪之后发生证候表现的最早记录，非常宝贵。

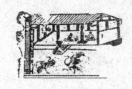

需要注意的是,《内经》对络脉病变的认识,绝不仅仅是络脉受邪的一种病证。在《灵枢·经脉》中就明确地记载了络脉的虚实证候。络脉病证既有络脉受邪的实证,也有络脉不足的虚证。因此,在临床进行刺络泻邪治疗时,一定要认准络脉实证进行治疗,而不能把治疗络脉受邪实证的刺络泻邪方法,错用在络脉的虚证上。

第三节　痧犯十二经的病变特点

痧证是一个络脉受邪的证候,因此《痧胀玉衡》中《治痧当分经络》和《治痧宜看凉热》所论述的"十二经之痧",和"痧犯十二经"的证候表现,就应该具有十二经的络脉受邪的症状性质。因此笔者体会到《痧胀玉衡》在《治痧当分经络》和《治痧宜看凉热》中,是仿照《内经》中"邪客络脉"和"络脉实证"的内容,罗列的十二经脉的痧证表现。

《治痧当分经络》"腰背巅顶连风府胀痛难忍,足太阳膀胱经之痧也。两目红赤如桃,唇干鼻燥,腹中绞痛,足阳明胃经之痧也。胁肋肿胀,痛连两耳足少阳胆经之痧也。腹胀板痛,不能屈伸,四肢无力,泄泻不已,足太阴脾经之痧也。心胸吊痛,身重难移,作肿、作胀,足厥阴肝经之痧也。痛连腰肾,小腹胀硬,足少阴肾经之痧也。咳嗽、声哑、气逆发呛,手太阴肺经之痧也。半身疼痛,麻木不仁,左足不能屈伸者,手太阳小肠经之痧也。半身胀痛,俯仰俱废,右足不能屈伸者,手阳明大肠经之痧也。病重沉沉,昏迷不醒,或狂言乱语,不省人事,手少阴心经之痧也。或醒、或寐,或独语一二句,手厥阴心包络之痧也。胸腹热胀,揭去衣被,干燥无极,手少阳三焦之痧也。"

《治痧宜看凉热》"痧犯太阳,则头痛发热;犯少阳,则耳旁肿

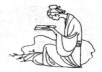

胀,寒热往来;犯阳明,则面目如火,但热而不寒;犯太阴,则腹痛;犯厥阴,则少腹痛或胸胁痛;犯少阴,则腰痛而皆身凉。犯乎肺,则咳嗽痰喘微热,甚则鼻衄;犯乎心,则心痛或心胀,其头额冷汗如珠,而身或热或凉;犯乎膀胱,则小便溺血,甚则身热;犯乎大肠,则痢下脓血,重则呕吐身热;犯乎肝,则沉重不能转侧,晡热、内热,甚则吐血;犯乎三焦,则热毒内攻,上则口渴,下则便结……"

归纳十二经的痧证如表10:

表10 十二经的痧证

	六经、脏腑痧证	
	《治痧当分经络》	《治痧宜看凉热》
手太阴肺	"咳嗽、声哑、气逆发呛,手太阳肺经之痧也"	"(痧)犯乎肺则咳嗽痰喘微热,甚则鼻衄"
手阳明大肠	"半身胀痛,俯仰俱废,右足不能屈伸者,手阳明大肠经之痧也"	"(痧)犯乎大肠则痢下脓血,重则呕吐身热"
足阳明胃	"两目红赤如桃,唇干鼻燥,腹中绞痛,足阳明胃经之痧也"	"(痧)犯阳明,则面目如火,但热而不寒"
足太阴脾	"腹胀板痛,不能屈伸,四肢无力,泄泻不已,足太阴脾经之痧也"	"(痧)犯太阴则腹痛"
手少阴心	"病重沉沉,昏迷不醒,或狂言乱语,不省人事,手少阴心经之痧也"	"(痧)犯乎心则心痛或心胀,其头额冷汗如珠,而身或热或凉"
手太阳小肠	"半身疼痛,麻木不仁,左足不能屈伸者,手太阳小肠经之痧也"	"痧犯太阳,则头痛发热"
足太阳膀胱	"腰背巅顶连风府胀痛难忍,足太阳膀胱经之痧也"	"(痧)犯乎膀胱则小便溺血,甚则身热"
足少阴肾	"痛连腰肾,小腹胀硬,足少阴肾经之痧也"	"(痧)犯少阴则腰痛而皆身凉"

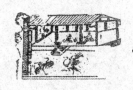

中国民间医学丛书

续表

	六经、脏腑痧证	
	《治痧当分经络》	《治痧宜看凉热》
手厥阴心包络	"或醒，或寐，或独语一二句，手厥阴心包络之痧也"	"（痧）犯厥阴则少腹痛或胸胁痛"
手少阳三焦	"胸腹热胀，揭去衣被，干燥无极，手少阳三焦之痧也。"症状5个，经络症状1个	"（痧）犯乎三焦则热毒内攻，上则口渴，下则便结"
足少阳胆	"胁肋肿胀，痛连两耳足少阳胆经之痧也。"症状4个，经络症状3个	"（痧）犯少阳，则耳旁肿胀，寒热往来"
足厥阴肝	"心胸吊痛，身重难移，作肿、作胀，足厥阴肝经之痧也"	"（痧）犯乎肝则沉重不能转侧，睛热、内热，甚则吐血"

痧证是一个络脉受邪证候，因此十二经的痧证归类，其实就是一个十二经脉的络脉受邪证候归类。因此理解"某经之痧"、或者"痧犯某经"的证候表现。其实就是一个某经的络脉受邪的痧证表现。

十二经的痧证归类，不仅可以作为临床辨证施治的重要参考，而且还为痧证的络脉受邪、闭阻不通的证候表现，提供了一次与《内经》邪客络脉病证，和络脉实证的证候表现进行比较的机会。通过比较，轻易就可以发现，十二经痧证，极大地丰富了《内经》邪客络脉以及络脉实证的内容。

笔者认为：郭氏对痧证的治疗，倡导使用刮痧术和放痧术及其所获得的宝贵的临床经验，丰富了《内经》刺络理论和知识。而且从理论到实践均丰了痧证文献记录，特别是随着对痧证的络脉受邪证候的肌肤痧、血肉痧、脏腑血分痧的描述，以及所罗列的十二经痧证的表现，更加拓宽了《内经》刺络泻邪技术的适用范围。郭氏真不愧为《内经》刺络泻邪的理论继承和临床实

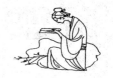

践的一大功臣。

明确痧证络脉受邪特征的意义,在于将痧证作为络脉受邪证候看待,有利于临床按照中医辨证施治的观点更好地研究和治疗痧证。使后世医者能够更好地使用《内经》有关刺络理论指导临床实践,获得更好的临床效果。同时对历代有关痧证的大量文献知识和临床实践,还将极大地丰富《内经》有关络脉受邪一类病证的内容,为研究络脉病变开辟更广阔的思路。

中 篇 刮痧术的临床应用

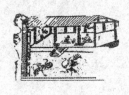
第三章 十二经痧证的络脉受邪意义

探寻十二经络脉受邪证候的渊源,可以追溯到《灵枢·经脉》的"络脉实证"和《素问·缪刺论》的"邪客络脉"等证候。通过简单比较就可以发现,《痧胀玉衡》十二经络脉受邪的痧证描述,比《内经》"络脉实证"和"邪客络脉"证候的描述内容更加具体和翔实,更具有络脉受邪之后,闭阻不通的证候特点。还应当指出的是,十二经痧证的络脉受邪证候更具有以下一些意义。

第一节 十二经痧证对伤寒六经证候的补充

把伤寒六经证候理解为中医对外感性疾病的分类,那么同样也可以把十二经痧证的络脉受邪证候,理解为中医对外感性疾病的又一种分类。只是伤寒重点从经脉(六经)的角度进行分类,而痧证则是从络脉(十二络)的角度进行分类。显然,十二经痧证比伤寒六经证候分类更细,涵盖的临床症状更多。因此,可以认为十二经痧证补充了伤寒六经的证候。而且补充的十二经痧证,是伤寒六经中十二络脉受邪的证候。

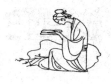

表11　外感性疾病经络分类图

分类	经脉(六经)证候	十二经(十二络)瘀证		
太阳病证	脉浮,头项强痛而恶寒。3个症状	手太阳瘀	半身疼痛,麻木不仁,左足不能屈伸者。3个症状	小肠络脉受邪闭阻
		足太阳瘀	腰背巅顶连风府胀痛难忍。1个症状	膀胱络脉受邪闭阻
阳明病证	胃家实是也。外证身热,汗自出,不恶寒,反恶热。4个症状	手阳明瘀	半身胀痛,俯仰俱废,右足不能屈伸者。3个症状	大肠络脉受邪闭阻
		足阳明瘀	两目红赤如桃,唇干鼻燥,腹中绞痛。3个症状	胃络受邪闭阻
少阳病证	口苦,咽干,目眩。3个症状	手少阳瘀	胸腹热胀,揭去衣被,干燥无极。3个症状	三焦络脉受邪闭阻
		足少阳瘀	胁肋肿胀,痛连两耳。2个症状	胆络受邪闭阻
太阴病证	腹满而吐,食不下,自利益甚,时腹自痛。若下之,则胸下结硬。5个症状	手太阴瘀	咳嗽、声哑、气逆发呛。3个症状	肺络受邪闭阻
		足太阴瘀	腹胀板痛,不能屈伸,四肢无力,泄泻不已。4个症状	脾络受邪闭阻
少阴病证	脉微细,但欲寐。2个症状	手少阴瘀	病重沉沉,昏迷不醒,或狂言乱语,不省人事。4个症状	心络受邪闭阻
		足少阴瘀	痛连腰肾,小腹胀硬。2个症状	肾络受邪闭阻
厥阴病证	消渴,气上撞心,心中疼热,饥而不欲食,食则吐蛔,下之利不止。6个症状	手厥阴瘀	或醒,或寐,或独语一两句。3个症状	心包络脉受邪闭阻
		足厥阴瘀	心胸吊痛,身重难移,作肿、作胀。4个症状	肝络受邪闭阻
症状总数	23个	35个		

　　经脉和络脉是经络系统中既有联系又有区别的两个部分。经脉和络脉的区别,根据《灵枢·经脉》:"经脉十二者,伏行分肉

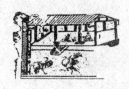

之间,深而不见……诸脉之浮而常现者,皆络脉也。"及《灵枢·脉度》:"经脉为里,支而横者为络,络之别者为孙。"等的论述,可以知道经脉是主干,络脉是分支;经脉大多深而不见,行于分肉之间,络脉大多浮而常见,行于体表较浅部位;经脉较粗大,络脉较细小;经脉以纵行为主,络脉纵横交错,网络全身。因此,当络脉发生病变时,显现出比经脉病变更为复杂的变化以及全身症状更为突出的特点。

从表11中可以看出伤寒六经病证一共有23症状;痧证则有35症状。痧证比伤寒六经病证的症状多了50%,而且,痧证症状进一步分出手足经络,使痧证的十二络脉受邪的症状,涵盖的全身症状更多,而且更加系统和完善。

伤寒六经病证是一个经脉受邪证候,而十二经痧证就是一个络脉受邪证候。对其治疗,自然有偏重经脉使用药物汤剂内服为主,或者偏重络脉使用刺络泻邪的针刺外治为主的区别。然而,在临床上,见得最多的是经脉和络脉相互兼夹的证候。因此治疗手段多是汤剂和刺法互相配合使用。笔者自1997年创建成都中医名医馆中医刮痧专科以来,治疗得最多的是一类免疫功能低下的反复感冒病人。其中一类病人,是在感冒期间,或由于饮食不慎,或由于治疗失宜而出现头部昏闷、口苦、咽干、周身困重、心胸烦满、脉弦不虚、舌红、苔黄,或伴有周身强痛、胁肋疼痛、耳心痒痛等,而且反复发作,缠绵不愈。其头昏、口苦、咽干、脉弦,是伤寒少阳证的典型表现。而周身困重、心胸烦满、胁肋疼痛、耳心痒痛、苔黄,而且缠绵不愈,反复发作,是病邪郁久,深入络脉的征象。此时笔者往往先以刮痧刺络治法,出痧泻邪,再使用小柴胡汤加减治疗都可以获得事半功倍的效果。

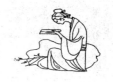
第二节　十二经痧证反应络脉受邪的急迫特点

　　络脉是人体一个很特殊的部位,它既是经脉的各种细小的分支,可以加强脏腑之间、经络之间、脏腑与经脉之间的联系。同时反过来看,络脉相对于经脉和脏腑,又犹如江河的支流、溪水,是经脉脏腑的源头。如果病邪阻塞了络脉,犹如支流、溪水被污染、被堵塞,将直接影响到整个江河水流供给量和流速;并且影响到整个水流的质量。因此,络脉受邪的证候,在人体病变中,会反映出证候范围更加广泛,病势更加急迫的特点。在十二经痧证方面,除了反映出十二经络脉受邪之后证候范围比伤寒六经证候广泛的特点外,也反应了十二经络脉受邪之后病势急迫的特点。

　　比如足太阳之痧的"腰背巅顶连风府胀痛难忍。"比起伤寒六经的"太阳之为病脉浮,头项强痛而恶寒。"在痛势方面,显示出项背疼痛的急迫的征象。

　　足阳明之痧的"两目红赤如桃,唇干鼻燥,腹中绞痛。"比起伤寒六经的"阳明之为病,胃家实是也。"和阳明外证的"身热,汗自出,不恶寒,反恶热。"在肠胃气血瘀积方面,显示出腹中绞痛的急迫征象;手少阳所表现的"胸腹热胀,揭去衣被,干燥无极。"比起伤寒六经的"少阳之为病,口苦,咽干,目眩。"在热象方面,显现出热势张扬和急迫的征象。

　　足太阴之痧所表现的"腹胀板痛,不能屈伸,四肢无力,泄泻不已。"比伤寒六经的"太阴之为病,腹满而吐,食不下,自利益甚,时腹自痛。若下之,则胸下结硬。"在中焦郁积方面,显示出腹部板痛,不能俯仰的急迫征象。

　　手少阴之痧所表现的"病重沉沉,昏迷不醒,或狂言乱语,不

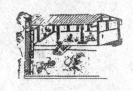
省人事。"比起伤寒六经的"少阴之为病,脉微细,但欲寐。"在神志改变方面,显示出神志蒙蔽错乱的昏迷不醒,或狂言乱语,不省人事急迫征象。

足厥阴之痧所表现的"心胸吊痛,身重难移,作肿、作胀。"比起伤寒六经的"厥阴之为病,消渴,气上撞心,心中疼热,饥而不欲食,食则吐蛔,下之利不止。"在胸腹气急逆乱方面,显示出心胸吊痛的急迫征象。

急则治其标。当络脉受邪的痧证出现时,因为有急迫的特点,所以应该首选刺络泻邪,治痧为先。故而郭佑陶先生在《痧胀玉衡》中明确指出:"痧与杂症往往相兼而发,俱当首重治痧,兼医杂症,盖痧症(证)急而杂症缓也。"笔者在临床中也经常本着这一原则,只要发现有络脉受邪的痧证出现,都是首先选择刺络泻邪的刮痧术或放痧术,待到络脉之邪被排解之后,病势缓解,再使用汤剂配合荡涤脏腑秽浊,消除病因达到治愈疾病的效果。曾经诊治一名8岁女童,腹痛发作一天多。而且一周多来一直在患皮肤痒疹,经过多方治疗一直不愈。患儿经常喜欢吃零食。就诊前一日吃零食后开始出现腹痛。一天多来疼痛反复发作,影响进食。数小时前,还因为腹痛而哭泣,不能直立。大便不畅,面色黄暗,口干,喜欢饮冷水。切诊腹部,在肚脐周围有明显压痛感觉。脉细濡,舌红,苔薄黄,下眼睑发青,两太阳穴青筋显露。诊断为脾胃湿热伏火,络脉不通。当即为之缪刺放血治疗,放血之后自称腹部不痛,再切诊腹部,腹部柔软,没有压痛感觉。之后给以泻黄散加减宣泄脾胃伏火,调理肠胃气机,药服三剂,腹痛痒疹均告痊愈。

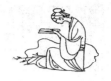

第三节 十二经痧证反应络脉受邪的热象特点

《金匮要略》在《脏腑经络先后病脉证并治》中指出:"极寒伤经,极热伤络。"所谓"极寒伤经",是指寒凉病邪容易伤及经脉,导致经脉发生寒性改变的证候特点。"极热伤络"是指温热病邪容易伤及络脉,导致络脉发生热性改变的证候特点。痧证是一个络脉受邪证候,自然会表现出以热象为主的的证候。十二经痧证的热象,主要反应在足阳明之痧和手少阳之痧两个证候当中。

足阳明胃经之痧——两目红赤如桃,唇干鼻燥,腹中绞痛。

手少阳三焦经之痧——胸腹热胀,揭去衣被,干燥无极。

将足阳明胃经之痧、手少阳三焦经之痧与伤寒阳明病证、少阳病证进行比较,很容易发现痧证热象比伤寒病证的热象更具有经络循行部位热象突出的特征。

表 12 伤寒热象与痧证热象特点的比较

	伤寒热象	特点		痧证热象	特点	经络循行引自《灵枢·经脉》
阳明病证	胃家实是也。外证身热,汗自出,不恶寒,反恶热	以身热为主	足阳明痧	两目红赤如桃,唇干鼻燥,腹中绞痛	以胃经络属部位的热象为主	起于鼻之交頞中,旁纳太阳之脉(与目有关),下循鼻外,入上齿中,还出挟口环唇,下交承浆
少阳病证	口苦、咽干、目眩	以口咽部位的热象为主	手少阳痧	胸腹热胀,揭去衣被,干燥无极	以三焦经络属部位的热象为主	入缺盆,布膻中,散络心包,下膈循属三焦

当在临床上发现有身热、恶热、汗出等阳明病证时,可以直接使用白虎类、承气类汤剂。然而若是出现有两目红赤如桃,唇

中篇 刮痧术的临床应用

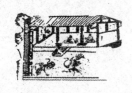

干鼻燥等胃经络脉循行或相络属的部位出现热象时,则当配伍刺络泻邪之法才能提高疗效。同样,当发现有口苦、咽干、目眩的少阳病证时,也可以直接使用小柴胡类汤剂治疗,然而若是出现胸腹热胀,揭去衣被,干燥无极等三焦络脉循行或相络属的部位出现热象时,自然应当使用刺络泻邪之法才能获得满意的效果。笔者曾经治疗的一位10岁的高烧病儿,病病两天多,在就诊时除高烧外,还表现出昏沉欲睡,面目发红,咽喉疼痛。检查发现耳背青筋显露。认为是少阳阳明郁热证候,并且伴随络脉受邪的痧证。当即为之耳背放血,紫黑血色,血流如注,随即患儿神志清醒,喉痛减轻,再处以小柴胡加石膏汤加减,一剂而高烧退尽。最后给以条理脾胃善后。

综上所述,笔者认为,明确十二经痧证的络脉受邪特征的意义,不仅在于能够与伤寒六经病证相比较,充分理解十二经痧证所补充伤寒六经的证候的络脉受邪证候,为临床治疗伤寒等外感病证提供了新的思路;而且还在于通过十二经痧证与伤寒六经的比较,发现的痧证的络脉受邪、闭阻不通的急迫特点和热象特点,为辨别痧证提供很好的参考依据。因此只要在外感疾病当中,发现十二经络及其脏腑出现急迫证候时;或者发现有阳明和少阳经络循行部位以及其相络属的部位出现热象时,就应该积极从络脉受邪的痧证角度进行诊治,以提高疗效。

下篇 刮痧案例介绍

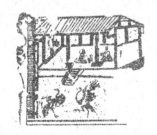

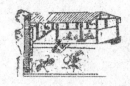

　　学习刮痧术，研讨痧证的特点，是为了更好地把刮痧术运用于痧证的治疗。也是为了更好地按照中医辨证施治的观点进行临床实践，更好地为病员解除痛苦。同时也是为了更好地让普通老百姓正确认识痧证和掌握简单防治痧证的手段。因此，在下篇中重点通过刮痧术的一些古今案例分析，介绍刮痧术在临床上的具体运用。

　　案例介绍主要分为两个部分，第一是《痧胀玉衡》中所涉及使用刮痧术的一些古案例。第二是笔者近年来在成都市中西医结合医院、成都中医名医馆的电子医生工作站上所收集到的有关刮痧术的一些较为典型的案例。这些案例有一定的疗效反馈，而且在中医辨证施治中有一定的意义。笔者力求让读者在学习中医刮痧术、了解痧证特点后，再通过玩味古今案例，对中医刮痧术，有更深入的认识。并且学会在临床上更好地使用刮痧术。也使刮痧术能够按照中医理论的指导，更好地在民间为广大人民群众服务。

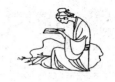

第一章 古案例介绍

　　所有古案例均来自《痧胀玉衡》。郭佑陶著述的《痧胀玉衡》整个篇幅有 7 万余字，其中有关病种和案例的篇幅就近 4 万字，占整个篇幅近六成。《痧胀玉衡》所载案例一共有 212 个。由此可以看出，《痧胀玉衡》的写作，是非常重视临床实践的。而且这些临床实践的记载，为我们学习和研究古时候治痧技术提供了难得的临床第一手资料。也为我们后人按照中医传统的观点使用刮痧术、放痧术、药物疗痧术提供了宝贵的借鉴。

　　这里需要简要介绍一下《痧胀玉衡》的编写体例。《痧胀玉衡》在凡例中写道：

　　"——言有不实，治有不效者，一句不载。

　　——药有不当，用有不明者，一味不入。

　　——据症用治，立方制宜，非痧不录。

　　——按脉阅筋，恐人有误，详之有据。

　　——砭刺痧筋，必须紫黑毒血，据为实见。

　　——载杂症，仅取兼痧，诸病虚实，悉在所略。

　　——心腹痧痛，刮放即愈。不烦医药者，不多载人。

　　——治验不过一二三四，惟略见治法为准，余不多赘。

　　——余近地气禀柔弱，故方中分两，从乎减少，便能取效。此虽传示四方，不敢多加。

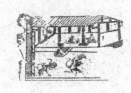
——制方分两甚少,若遇西北,风高土燥之地,刚强勇壮之人,其分两必须加倍,或加二倍三倍,方能有效。

——饮汤规则:云稍冷者,九分冷一分温也;云微冷者,八分冷二分温也;云微温者,冷者四分之三,温者四分之一也。"

这个凡例,总共表述了三个方面的内容。第一是表明《痧胀玉衡》写作的严谨性。第二是表明《痧胀玉衡》收集痧证案例的特点和范围。第三是表明《痧胀玉衡》使用药物的分量和药物服法的一些特点。

这里特别需要讨论一下《痧胀玉衡》收集痧证案例的特点和范围。

《痧胀玉衡》是阐述痧证特点和治疗的专书。不像其他一些书籍泛泛地讨论一些中医理论和治法的书籍。因此病证记录和所选案例更是"非痧不录"。而且所"载杂症,仅取兼痧,诸病虚实,悉在所略。"所以案例记录,都是详细记录痧证而略于其他"杂症"。这一点对于我们学习《痧胀玉衡》中的案例时,一定要引起高度重视,在学习治疗痧证的同时,千万不要轻视深入钻研中医理论,认认真真地进行临床实践,熟练掌握中医各种治疗疾病的手段,才能真正治疗好痧证。

还需要注意《痧胀玉衡》对确有痧证的案例,在收录时都还有省略。即是"心腹痧痛,刮放即愈。不烦医药者,不多载入。"站在医生的角度,郭氏更是重视收录那些急重的、只靠外治法不能获得很好疗效的案例。这似乎有些轻视刮痧和放痧术,但是从积极的角度看,通过学习这些疑难重证案例,确实能够给我们每个临床医生提供治疗疑难病证的新的思路,同时也可以为民间使用刮痧术和放痧术,提供更有深度的理论和实践的参考。

按照郭氏的论述,《痧胀玉衡》所收集的案例是不多的。"治验不过一二三四"。所举案例的目的主要是为了印证对痧证的

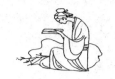

治法。"惟略见治法为准,余不多赘。"因此,所有案例都被记录在对痧证辨识的一些重要条目,以及一些痧证病种的论述之后。

纵观痧证病种,主要由两个方面组成。一是有特殊表现的痧证病种,比如绞痛痧、痧烦、痧睡、痧热、偏身肿胀痧、痧证类伤寒、痧证类疟疾、痧胀类麻疹等等;二是兼夹于其他病种的痧证病种。比如头眩偏痛痧、伤风咳嗽痧、痰喘气急痧、咳嗽呕哕痧、霍乱痧、痧痢、呃逆痧、久泻肉瘦痧、痧变肿毒、痧变劳瘵、痘后痧胀、麻疹兼痧胀、痧胀兼麻疹、蛔结痧、小儿夜啼痧、惊风痰热痧、吐蛔泻蛔痧等等。

据统计,《痧胀玉衡》共记录212个案例。在这些案例中涉及刮痧术的案例很少,一共只有35个。为了更好地学习郭氏所留下的刮痧术的宝贵案例,笔者依照《痧胀玉衡》的原貌,将这35个案例还原在所属的辨识条目和病种之中,按照有关刮痧术的刺络特征,痧证的络脉受邪、闭阻不通的特征的观点,结合自己的临床经验,从辨识条目、病种到案例,进行一一剖析,以使读者能够更好地体会刮痧术在痧证治疗中所起的作用。

第一节 《痧胀玉衡》中刮痧术涉及痧证辨识条目的案例

在《痧胀玉衡》中,刮痧术案例涉及痧证辨识的条目有暗痧辨、痧脉要诀、伤风痧脉辨、凝壅聚结辨4个。这些辨识的条目主要是对痧证的一些特征的辨识。比如辨识痧证的隐匿性发病的特征;辨识脏腑血分痧的不同程度,以及痧证的脉象特征等等。郭氏附以5个案例,充分论证了辨识这些痧证思路和方法的重要性。

为了更好地学习这些辨识条目以及案例,笔者首先引用郭氏论述这些条目的原文,并在其下加按语进行讨论。同时根据

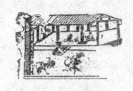

引用的古案例加案例按进行讨论。希冀能从络脉受邪和刺络泻邪的理论高度来更好地理解和把握这些痧证的辨识条目和古案例。

一、暗痧辨

【原文】 心中闷闷不已，欲食不食，行坐如常，即饮温热，不见凶处，更无心腹腰背疼痛之苦，但渐渐憔悴，日甚一日，若不知治，亦成大害。此痧之慢而轻者也，放之即愈。亦有头痛发热，心中作胀，类于伤寒；亦有寒热往来，似疟非疟，闷闷不已；亦有咳嗽烦闷，有似伤风；亦有头面肿胀，两目如火；亦有四肢红肿，身体重滞，不能转侧，此痧之慢而重者也。误吃热汤、热酒、热物，遂乃沉重，或昏迷不醒，或痰喘气急，狂乱见凶。如遇是症，必先审脉辨症的确，果系何因？在表者刮，在中者放，在里者或丸或散或煎剂，必须连进数服，俟其少安，渐为调理。

【按语】 痧证是一个络脉受邪、闭阻不通的证候。发病初期多是一些比较轻浅的病情。主要表现为"心中闷闷不已，欲食不食"，最多也是"渐渐憔悴"而已。而且没有"心腹腰背疼痛之苦"，往往"行坐如常"，基本不影响人们的正常生活，所以不为人们重视。而且其发作又多是伴随或者兼夹在其他病证之中，也容易被医者忽视。因此痧证的发作表现出暗暗伤人的特点。而一旦时机成熟，痧证可以陡然加重，让医者防不胜防。因此必须引起高度重视。郭氏在《此下细数发蒙论所不尽》中强调"凡属暗痧之类，人多不识，误中其祸。故悉列之于前，庶令人一开帙而注目焉。"因此，在临床中应该特别重视痧证的这种隐匿暗发，毒害人体的特点，积极地加以辨认和防范。

根据"暗痧辨"所论述的临床症状，可以归纳出暗痧的一些

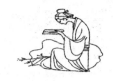

临床特征。它们是心中闷闷不已,欲食不食,行坐如常,但渐渐憔悴,日甚一日,重者多见头痛发热,心中作胀,类于伤寒;亦有寒热往来,似疟非疟,闷闷不已;亦有咳嗽烦闷,有似伤风;亦有头面肿胀,两目如火;亦有四肢红肿,身体重滞,不能转侧。如果误吃热烫、热酒、热物以及其他燥性或者补性食品,则可使病情加重。而表现为:昏迷不醒,或痰喘气急,狂躁乱语的凶险症状。

络脉受邪之后;在初期闭塞郁阻的证候表现不是十分突出,只是闭阻胸膈气机,就只是表现为心中闷闷不已,欲食不食,行坐如常。但是如果络脉受邪的证候始终得不到改善,影响进食,营养不良而表现为身体渐渐憔悴,面色少华而日渐加重。如果络脉受邪,闭阻较重,致使胸膈少阳明显郁热,则可表现为:头痛发热,心中作胀,类于伤寒;亦有寒热往来,似疟非疟,闷闷不已;如使肺气闭郁则咳嗽烦闷,肺气不宣,水道不利,则头面肿胀;甚至邪毒上攻则两目如火,痧毒闭塞,络脉受阻,还可以出现四肢红肿,身体重滞,不能转侧的症状。如果再不能按照刺络泻邪,透络泻邪的方法加以正确的治疗,反而更加触犯痧证的禁忌,比如吃热烫、热酒、热物以及其他燥性或者补性食品,更可使痧毒内攻闭塞心窍而出现昏迷不醒、痰喘气急、狂躁乱语的凶险症状。因此,在临床上,当病人开始出现一些胸闷发热、头身沉重、四肢酸重的浅表痧证的时候,就一定要高度警惕暗痧伤人的危险。

具体防范的方法,就是每在临证之时,一定要掌握痧证的临床特征去辨识是否络脉受邪。当病人有痧证表现时,要进一步了解疾病发生的新久,演变过程,以及与饮食环境的关系等等。同时应该认真仔细检查病人的痧筋情况,仔细辨认病人不符合常理的脉象。如果有痧证存在,确认为络脉受邪的病变,则首先应该积极治疗痧证,或刮痧,或放痧,或以药物透解痧毒等。只

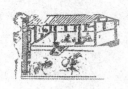

有治愈了痧证才能进一步治愈其他疾病。

【古案例】 余三婶母寡居,四月间忽然昏迷沉重,不省人事,颜色俱变,渐渐黑色。二弟骧武次衡延他医治之,莫识其病。适余至视疾,诊之左脉洪大,右脉沉微,余曰此暗痧也。审其腿弯有青筋三条,刺之,紫黑血流如注,不醒,刮痧亦不醒;用沉香郁金散加砂仁,并荆芥汤稍冷服之,不醒,次日用宝花散、薄荷汤加大黄丸,微冷服亦不醒;至五日,复刮痧,用三香散加砂仁汤温下,而后醒,渐调理乃瘥。

【案例按】 其他医生没有发现病人的痧证存在,而郭氏从病人的"左脉洪大,右脉沉微中认得痧证脉象",同时病人在"腿弯处有痧筋三条"更是痧证的典型征象。还有病人颜色俱变,渐渐黑色,也是络脉受邪、闭阻不通的痧证表现,所以郭氏断定为暗痧。这种辨认痧证的方法,值得我们每位从事临床的中医人员好好学习。而且治疗手段主要采取了首先放痧的治法,放出"紫黑毒血如注",同时还反复刮痧两次。终于使络脉之邪以出痧疹和出血液的方式排出体外,而且每次跟进的内服方药都是一些理气、开窍、通络之剂,都是在荡涤体内浊邪。最终使病人从昏迷中苏醒过来。可见排出络脉病邪,在抢救昏迷病证中的重要作用。

笔者在中医门诊中遇到了一位昏迷的病人。是一个中年男性。在一个夏天被烈日暴晒,又被空调吹得感冒。当时病人自以为是感冒,所以到桑拿房进行桑拿浴,殊不知桑拿浴后顿感头脑昏闷,周身疲软无力,让人用三轮车运到诊室,只说了一句话,"曾医生救我!"知道发病过程之后,仔细评脉,发现为感受暑湿的濡数脉象。认为是暑湿闭郁之后,络脉受邪、闭阻不通的痧证,绝不是单纯的受凉感冒。当即施以刮痧术,痧出甚多,颜色

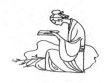

深红发暗,头脑昏闷顿觉轻松,神志清醒,精神增加。之后给予清化暑湿之剂,病证告愈。可见辨别络脉受邪的痧证的存在,而积极针对性地施以刮痧术,是非常有意义的。

需要提请注意的是,案例中记载的"紫黑血流如注,不醒,刮痧亦不醒"。其实郭氏在很多案例的刮痧术和放痧术之后,往往记录有,"不愈"、"未起"、"不醒"等等。简单地看,好像是刮痧术和放痧术对本病证没有好的效果。这种现象一方面说明所选病案是比较深重,是一种深入脏腑血分的痧证,必须依赖相应的药物治疗。另一方面也说明所选病案的肌肤痧和血肉痧本身较重,病邪流连,还需要反复地进行刮放。但是不管怎样,刮痧术和放痧术在病案中所起到的验证痧证和积极地排解络脉病邪,为后续药物提高疗效的意义,是绝不能低估的。

二、痧脉要诀

【原文】 痧症(证)之脉,与诸症之脉不同。如伤寒伤风,自有伤寒伤风之脉。若伤寒伤风一兼痧症(证),其脉必变,病必凶暴是也。凡遇杂症有痧皆然。

【按语】 这是郭氏专门讨论痧证脉象特点的章节。痧脉特点就是一个异于"常脉"的脉象。比如伤寒伤风之脉,本应该浮紧、浮缓,而只要一兼有痧证,则脉象必然变为或洪大无伦,或细弱沉伏等等。而且,郭氏认为"凡遇杂症有痧皆然"。就是说,任何病证只要出现了热证见寒脉、寒证见热脉、实证见虚脉、虚证见实脉、里证见表脉、表证见里脉等等怪异之脉,就有可能是病邪深陷络脉而形成的痧证。如果不积极从络脉受邪,闭塞不通的角度加以防治,病势就必然向更深的方向发展,病情将会凶暴异常。因此早期从脉象上辨认出痧证的存在,就会及时治疗痧

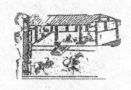

证,杜绝痧证向凶险的方向发展。

【古案例】 周成屠兄夫人,忽然昏迷沉重,痰涎壅盛,已三日矣。延余往视,诊脉,洪大无伦;身不发热,口不干燥,惟不省人事。余曰:"脉症不合,此痧胀也"。刮痧稍醒,用沉香郁金散、荆芥汤加山棱、蓬术、枳实、紫朴、砂仁微冷饮之,三剂而愈。

【案例按】 本案例因为昏迷沉重已经三日,所表现的"身不发热,口不干燥,惟不省人事"是一个因为痰浊壅盛的阴闭证候。脉象本应该沉伏。而反为"洪大无伦",郭氏据此认为"脉症不合"是痧证。其实是邪滞络脉的临床表现。本案例直接采用刮痧术,开启浅表络脉,排泄病邪,再用理气开窍的沉香郁金散,配合荆芥汤等荡涤体内郁积的痰湿浊邪。三剂而获得满意效果。从痧证的角度辨认和治疗由于络脉受邪而致昏迷病人的方法,值得临床医生借鉴。

三、伤风痧脉辨

【原文】 或曰:前予伤寒辨痧详矣。若犯痧似伤风何如?余曰:肺主皮毛,心主血,肝主筋,伤风犯痧三部脉见者居多。且风,阳也。风伤卫,在表,故脉浮。伤风有汗,表虚也,故脉缓。有犯此症,脉不浮缓,反见沉紧或洪大,痧胀一验也。若伤风带寒,鼻塞畏冷,脉当浮而微紧,脉反沉或芤长,痧胀二验也。若伤风热,鼻塞声重,喉痛,脉当浮而微数,脉反沉紧或芤或伏,痧胀三验也。若伤风有痰,气急发喘,脉当浮滑,反微涩沉伏,痧胀四验也。以此推之,足矣。

【按语】 这是一段专门讨论痧证脉象的文章。这里郭氏所提到的"伤风"是太阳表卫感受风邪的病证。一共列举了四种伤风症状和常规脉象。一是风伤表卫的"伤风有汗"和脉"浮"脉

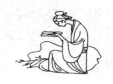

"缓";二是"伤风带寒,鼻塞畏冷"和脉"浮而微紧";三是"若伤风热,鼻塞声重,喉痛"和脉"浮而微数";四是"伤风有痰,气急发喘"和脉"浮滑"。这四种伤风症状和脉象是相吻合的。相反,如果在一种症状相反出现了"脉不浮缓,反见沉紧或洪大";第二种症状出现了"脉反沉或芤长";第三种症状出现了"脉反沉紧或芤或伏";第四种症状出现了脉"反微涩沉伏"等。则应该考虑伤风兼夹络脉受邪,闭塞不通的痧证存在。此时就应该进一步通过询问病史,验证痧筋,并进行相应的鉴别诊断而确定是否为痧证。当痧证的诊断成立,就绝不能只是使用祛风、散寒、清热、消痰之剂。一定要使用刺络泻邪之法,使络脉通畅之后,再使用相应祛风之药,才会收到相应的效果。

【古案例1】 骆叔源,伤风发热,咳嗽痰喘已半月矣。左脉沉伏,右脉涩而微数,此慢痧为患也。左腿弯放二针,紫黑血流至足。又刮痧,不愈。付宝花散加明矾末,稍冷汤饮之;用荆芥汤减川芎加苏子、红花、蒲黄、土贝母、乌药,微冷饮之而愈。

【案例按】 本案例所表现的发热、咳嗽、痰喘缠绵半月多,是"伤风有痰"之证,脉象本应该"浮滑",但是病者脉象反而显现出"左脉沉伏,右脉涩而微数",脉与症相左。据此,郭氏断定为"慢痧为患",其实质就是络脉受邪所致。"左腿弯放二针,紫黑血流至足",以及刮痧排出痧疹,足以为证。虽经放、刮未痊愈,但其排邪之功不可没,只是尚须进一步荡涤体内浊邪,所以赓即使用宝花散和荆芥汤加减,除恶务尽,获得了满意的效果。

【古案例2】 凌公远内室,伤风喉哑,胸腹饱闷,两关俱芤。余曰:芤者,瘀血,未有上下俱瘀,其痧乎。其家人刮之,紫痧甚多,饱闷即解。服独活红花汤加射干、前胡、薄荷、石斛、连翘、玄参三剂,微冷饮之,伤风喉哑俱痊。

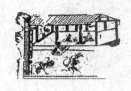

【案例按】 郭氏从"两关俱芤"的脉象中体察到了瘀证的存在。因此高度怀疑病人反映出来的"伤风喉哑,胸腹饱闷",有络脉受邪,闭塞不通的瘀证改变。当病人家属为之刮痧后,不仅饱闷即解,而且也进一步证明了瘀证确实存在的事实。同时刮痧术也为进一步使用药物铺平了道路。因此使用独活红花汤加味,只有三副就取得了"伤风喉哑俱痊"的效果。

四、凝壅聚结辨

【原文】 凝壅聚结,皆为血分瘀毒恶症,其间有轻重之别。凝者,初犯之症;壅者,凝多而塞;聚者,血壅或左或右,结者,血滞一处.故瘀毒中血分,结为重,聚次之,壅又次之,凝为轻。凝以红花、泽兰为主;壅以延胡索、桃仁为主;聚以苏木、茜草为主;结以五灵脂、降香为主。轻者用药不可重,重则恐伤本原,重者用药不可轻,轻则治之不效。

【按语】 这里郭氏主要讨论的是瘀证在脏腑血分时,所表现的轻重不同的层次。所谓凝壅聚结,都是络脉受邪之后,闭塞不通,造成邪毒侵入脏腑血分的四种闭阻状态。郭氏把"凝"的状态定性为初犯之证,为轻者,只是使用红花、泽兰为主就可以治疗;"壅"的状态定性为"凝多而塞"较"凝"的状态重,用药则需要延胡索、桃仁为主;"聚"的状态定性为"血壅或左或右",又较"壅"的状态为重,用药则使用苏木、茜草为主;"结"的状态定性为"血滞一处",四证中最重的状态,必须使用五灵脂、降香为治。

中医辨证有三个重要部分。第一是对于病性的判定。即疾病证候的寒热虚实为主的性质;第二是对于病位的判定。即疾病证候的六经、脏腑经络、三焦、卫气营血为主的病机部位;第三

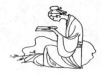

是对于疾病证候的变化趋势及所处程度的判定。其中对于疾病证候的变化趋势及所处程度的判定，涉及中医辨证的定量问题，是整个中医辨证的难点所在。郭氏在论述痧证的程度方面，除了分出痧在气分的"肌肤痧"，痧在血肉的"血肉痧"和痧在深层的"脏腑血分痧"外，又在脏腑血分痧中分出"凝"、"壅"、"聚"、"结"四个程度。可见郭氏对于痧证程度的重视。这种分类方法，也为我们临床医生对于痧证用药提供了非常宝贵的借鉴。

【古案例】 陈弘业，寒热呕吐，苦难俯仰，腹中胀痛，夜不能寐，六脉弦细而紧数。刮、放略松。用红花、泽兰、刘寄奴、茜草、桑寄生，并行气消食之药，微温饮之，二剂而愈。

【案例按】 对病人所表现的"寒热呕吐，苦难俯仰，腹中胀痛，夜不能寐，六脉弦细而紧数"的症状和脉象分析。本案例所处的痧证的程度主要在"凝"、"壅"的阶段。所以仍然使用刮放之术，积极排解络脉病邪，之后选用红花、泽兰、茜草等行气消食之药。对症下药，两剂而愈。

第二节 《痧胀玉衡》中刮痧术涉及痧证病种的案例

在《痧胀玉衡》中，刮痧术涉及的痧证病种一共 24 个，这些痧证病种是郭氏归纳痧证的一些特殊表现，或者是归纳痧证所兼夹的杂病特点总结而成，极具有痧证个性。所举案例一共有 30 例，全部围绕这些个性化的痧证病种加以讨论，极具论据的价值。

为了更好地学习这些痧证病种和古案例，笔者首先引用痧证病种的原文；根据郭氏所列痧证病种的临床表现，以及痧证的主要特征，并结合中医病证的一些特点，归纳出这些痧证病种的主要症状;并加按语进行分析讨论。同时在引用的古案例后加案例按进行讨论。希望能够为读者深入了解传统中医的刮痧术有所帮助。

一、小儿夜啼痧

【原文】 小儿暮夜啼哭不止。父母爱之,尝百计抚摩,忧疑无极,曾不得立时安静为憾。不知胸腹疼痛,故尔啼哭。若曰小儿无痧,吾不信也。

【主要症状】 小儿夜晚啼哭不止,睡卧不宁。

【按语】 小儿往往饮食不节,腑气不通可以导致夜晚睡卧不宁,所谓"胃不和则卧不安"。这是临床最为常见的儿科病证。若是重者,秽浊内阻,络脉受邪,痧毒内攻,则可在夜卧不宁的基础上出现啼哭不止。

小儿夜啼,有诸多原因,若是由于痧毒所引起者,必当使用刮放治法。这是因为疾病不分内、妇、儿、外各科,都有可能会出现络脉受邪的病理改变。所以郭氏确信小儿会出现痧证,是确信任何疾病在发展过程中,都容易出现络脉受邪的证候。在小儿夜啼发生时,只要发现有脉证不合,并有痧筋显现,或者痧筋隐隐,就应该考虑痧证的存在。积极施以刮痧术是最明智的选择。

【古案例】 朱广函女二岁,时至夜半,忽然啼哭叫跳不住,意其胸腹作痛,将刷子蘸香油刮之痧起,不药而愈。

【案例按】 这是一例典型的使用民间刮痧法治疗小儿夜啼痧的记录。郭氏认为孩子"忽然啼哭叫跳不住",是"胸腹作痛"引起,而且进一步认为"胸腹作痛",是因为有络脉受邪、闭阻不通的痧证。所以一使用刮痧术,络脉闭塞的病邪立即以出痧的

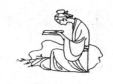

形式被排出体外,胸腹气机立即畅通,因此,收到了"不药而愈"疗效。但是需要注意的是,务必要消除饮食停滞等等原因,才能从根本消除夜啼痧,使小儿健康成长。

笔者在长期的临床实践中体会到,睡眠对人体健康影响是非常明显的。小儿如果睡眠不好,夜卧不宁,往往相继而来的是感冒发烧咳嗽等等病证,这是因为中焦阻塞,夜卧不安稳,使阳气始终漂浮于上,不能正常下交于阴分,阳气的卫外功能就会减弱,就会出现外感等一系列病证。所以应该高度重视对小儿夜啼等夜卧不宁的病证治疗。这也是积极治疗小儿夜啼痧的意义所在。

小儿夜啼痧,在大人多表现为夜卧烦躁不宁的情况。只是大人能够通过语言表述出自己的痛苦,比如心烦、腹痛、失眠等等。笔者对这种病人往往也使用刮痧配合内服中药的治法,每每获得非常满意的效果。

二、惊风痰热痧

【原文】 小儿犯此,惟用疏风豁痰定惊之品,其常也。然竟有疏风而热不除,豁痰而痰不消,定惊而惊益甚者,得毋审其病原有未当乎? 余尝见此,审其症候稍杂,阅有痧焉,即以痧症(证)治之,甚效。

【主要症状】 发热昏沉、手足抽搐、痰喘咳嗽。

【按语】 小儿出现发热昏沉、手足抽搐、痰喘咳嗽往往是由于风邪痰热内扰而致。然而,若是有络脉受邪,痧毒内攻的痧证出现,则只是按照疏风、豁痰、定惊的一般治法,效果不会理想。必须使用刮放治法,首先排解络脉病邪,用药才会收到满意的效果。检查痧证的方法还是应该仔细从脉象、从痧筋、痧象以及病

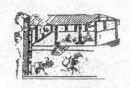

史中认真考察,不可轻视。

【古案例】 岳瑞升幼子,发热面赤,痰喘不已,两目上视,困重沉沉,他医莫治。延余。脉紧而数。先用圆红散稍冷汤饮之。令其家人刮痧,痧起,未愈。用和脾宣化饮,研细辛大黄丸微冷饮之,遂安。

【案例按】 病儿所反应的"发热面赤,痰喘不已,两目上视,困重沉沉",是痰热内壅,风痰上扰的征象。按照常规治疗,效果不显著。此时郭氏从脉象中体会到有痧证的可能,所以先用圆红散,并令家属刮痧。当"痧起"出现痧疹后,一方面验证了络脉受邪的痧证存在,同时也直接将深闭络脉的病邪排出体外,为进一步地药物治疗铺平了道路。所以当再"用活脾宣化饮,研细辛大黄丸"后,即收到"遂安"的效果。

三、痘后痧胀

【原文】 痘后,中气多虚,有感必伤,尤宜防护。小儿痘后收靥脱痂,安然无事。一遇暑热所侵,或秽恶所触,即成痧胀。往往有忽然生变。多认为恶痘所致。痘科任事者,亦以为然。竟不知其痧之为害有如斯也。

【主要症状】 痘后痧胀的临床表现,在上面一段文字中没有直接描述。通过以下案例,再结合痧证的主要表现,归纳如下:小儿水痘之后,痘疮初靥,此时出现烦躁昏沉,脉象沉伏,并且痧筋显现。

【按语】 痘后中气多虚,此时感受暑热或秽浊之气,或者饮食不慎,都可以导致络脉受邪,痧毒内攻,闭塞清窍,从而出现烦躁昏沉,胸腹满闷等痧证病情。至于脉象沉伏,痧筋显现,更是痧证最突出的征象。

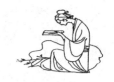

　　"痘后痧胀"是水痘后期,失于调理,以致水痘余毒伤及络脉,发为痧证的一个病证。其实,这种病证不仅出现在水痘后期,任何一种外感病证的恢复期,都容易出现这种络脉受邪的转归的。所以对于外感病证恢复期的护理,应该引起高度重视。疾病初愈,一定要防止再度感染暑热病邪或秽浊病邪,更应该注意饮食的调摄,避免络脉受邪的痧证出现。

　　【古案例】　张可久,女,十五岁,痘后三十二朝,忽然发晕沉重,不能转侧。延余诊治,右脉微细,左脉洪大,时一歇止。视其指头黑色,青筋历历,刺出毒血,不愈。用降香桃花散合枳实大黄汤稍冷饮之,不愈。用三香丸微温服,而痊。后伤食,为秽气所触,腹痛,刮痧,服棱术汤加明矾二分,微冷饮之而安。

　　【案例按】　本案例与将在后面所介绍的"痧类伤寒"中的古案例相似。其诊治也可以分为两个阶段。第一个阶段是在"用三香丸微温服,而痊"之前。在这个阶段中,病者所表现的水痘"三十二潮"后,"忽然发晕沉重,不能转侧。"此时郭氏发现了"右脉微细,左脉洪大,时一歇止,视其指头黑色,青筋历历"而且"刺出毒血"的痧证表现。按照络脉受邪的痧证进行处治,不愈。第二阶段是在"用三香丸微温服,而痊"之后。此时因为痘痧初愈,中气尚未全复,而由于"伤食",并且"为秽气所触",络脉再次受邪,闭阻不通,发为腹痛痧证。使用刮痧术,排出血性痧疹,进而使用棱术汤加明矾二分,导出食积秽浊之邪,终于获得满意的效果。

　　虽然在我国大多数地区很少再看到如此严重的水痘病人,但是这个案例和其他案例一样也给予我们同样的启示,不仅要学会使用刮痧术和放痧术的治疗手段,还必须要重视对于络脉受邪的痧证的认识,同时也必须要重视对于水痘等大病之后,防

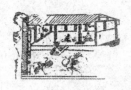

止因为饮食等不慎而使痧证复发。

四、麻疹兼痧胀

【原文】 麻疹方,惟是升发清凉解利。兹竟有若此不治者,因不知麻疹中有痧也。盖麻疹乘虚而发,若秽气暑气,时行不正之气,亦可乘病而感。苟犯痧者,但先治痧胀,麻疹自发自散。麻疹兼痧胀,痧胀为难,麻疹反隐而难现,不可不辨也。

【主要症状】 小儿麻疹,发热清涕、咽喉肿痛、皮肤红疹,或浅红,或深红,伴有胸腹烦闷、咳嗽气急,麻疹难愈。

【按语】 麻疹多为冬春时令之病。往往是感受风邪和郁热而引起,所以往往出现发热、清涕、咽喉肿痛等上焦风热的症状。郁毒内发,波及血络,则可出现皮肤红疹现象。若是络脉受邪,痧毒内攻则可出现胸腹满闷、咳嗽气急以及痧筋显现的痧证病象。

小儿麻疹,一般治法应该使用升发清凉解利之剂,则可治愈,但是若兼有"秽气暑气,时行不正之气",以及饮食油腻厚味等等,则可使病邪不解,而留滞络脉,闭塞不通,而形成痧证。痧证伴随在麻疹之中,应该首先排解络脉病邪,积极治疗痧证,否则,痧毒流连络脉,则"麻疹反隐"而难愈。这是郭氏治疗麻疹兼痧的重要经验。

【古案例】 金权可,二月间,犯时行麻疹,心胸烦闷。延余治之。脉症不合。放痧后用宝花散并活血顺气消食之剂,俱调黑糖,候稍冷饮之,复刮痧讫,如前服二剂,乃安。

【医案按】 郭氏从病人麻疹所伴有的"心胸烦闷"和"脉症不合",看出了麻疹兼有痧证的征象,所以当即施以放痧术,并用宝花散等剂,开解深闭络脉的病邪,再使用刮痧术,使居于浅表气分的痧毒病邪,随痧疹透出,再用上药二剂而安。本案例先用

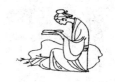

放痧术配合宝花散等,再用刮痧术配合宝花散等获得效果。是一个由深及浅的治疗方案,值得临床借鉴。

黑糖,又叫做黑砂糖。《痧胀玉衡》在《药性辩解》中说:"黑砂糖活瘀血,解痧毒,故瘀血作痛者,得此则安。"是化瘀散痧的要药。

五、痧胀兼麻疹

【原文】 伤风咳嗽烦闷,为麻疹之候,然亦有麻疹未发,或触秽气,或感暑气,或吸时行不正之气,当即痧胀,或心痛腹痛,或胀闷喘急,或遍身疼痛,或发晕昏沉,一似麻疹不发,内攻心腹,痛及周身。使止认为麻疹之候,升发之,势必危殆。不知伤风咳嗽烦闷,虽有麻疹,发于日后,其痧胀内攻,即麻疹有现形者,因之反隐,更助痧胀为祸,况麻疹未形,痧胀沉重可不先救痧胀乎!

【主要症状】 小儿冬春之际,咳嗽烦闷,或兼心痛腹痛,或胀闷喘急,或遍身疼痛,或发晕昏沉。

【按语】 由于感受有秽浊之气,或暑气埋伏,或时行不正之气,都可以导致络脉受邪,闭塞不通的痧证发作。而时值冬春,兼发麻疹,风邪热毒侵袭肺气,则每有伤风咳嗽以及烦闷的症状。而因为又有络脉受邪,痧毒内蕴,内攻于心腹,则会心痛腹痛;壅阻于胸膈,则会胀闷喘急;闭塞于经络则会遍身疼痛;上攻于头部,则会发晕昏沉。

按照"先治新病,后治久病"常理,麻疹为新病,应该先治,痧证为久病应该后治,但是郭氏一反常态地坚持先治痧证。一是因为痧证病势重于麻疹,痧证不除,反使麻疹病势深陷络脉,致使痧证和麻疹都不可能告愈。"虽有麻疹,发于日后,其痧胀内

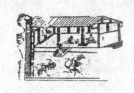
攻,即麻疹有现形者,因之反隐,更助痧胀为祸,况麻疹未形,痧胀沉重可不先救痧胀乎。"二是刺络泻邪排解痧毒与疏风清热排解麻疹热毒的方法不相违背。治疗麻疹的基本原理就是要排解风邪热毒,而且麻疹的预后,往往是随着皮肤上出现潮红的疹子才能告愈,这与痧证使用刮痧术后,出现痧疹才能治愈的过程有相似之处,因此只要积极治疗痧证。待到络脉病邪被排出体外,痧证得到有效的治疗,麻疹病邪也就可以通过痧证的治疗得到有效排解。相反,如果此时不积极通过刺络泻邪治疗痧证,反而误认痧证是"麻疹不发,内攻心腹,痛及周身"的麻疹变证,只使用升散之剂治疗麻疹,将会使络脉受邪的痧证更加沉重,成为"危殆"之证。这的确是郭氏对于麻疹治疗的重要经验。

【古案例】 高子良弟,四岁,正月间,伤风咳嗽烦闷,有以麻疹治之,不发,反吐血,发晕昏沉。延余,脉症(证)不合,放舌下痧二针,服紫朴汤加黄芩,微冷饮之,麻疹始现。次日稍饮温茶半盅,麻疹复隐。余曰:痧胀余毒,复发内攻,故麻疹随之而隐。又刮痧毕,服必胜汤减大黄、五灵脂,贝母加黄芩饮之,麻疹即透;后惟清凉解毒而痊。

【案例按】 有认为患儿正月"伤风咳嗽烦闷"为麻疹的医生,使用一般的治麻疹的方法,结果麻疹未现,反而增加了"吐血,发晕昏沉"的症状。郭氏从"脉症(证)不合"中确认为络脉受邪的痧证。使用"放舌下痧二针,服紫朴汤加黄芩"治疗,使"麻疹始现",病势向好。无奈将息失宜,以致"麻疹复隐"病势转危。郭氏当即断定为"痧胀余毒,复发内攻,故麻疹随之而隐",施以刮痧术。痧毒外出,麻疹病邪也随之外透,继而处以必胜汤减去大黄、五灵脂、贝母,加入黄芩。"麻疹即透",最后施以"清凉解毒"而告痊愈。

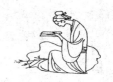

这则案例又使笔者感受到,当出现麻疹等病证后,特别是对这些病证通过一般常规治疗不能获得很好疗效的时候,一定不要忘记仔细考察是否存在络脉受邪的痧证。如果发现有"脉证不合",青筋显现,并且刺出"紫黑毒血"、"刮痧见疹",则必须按照痧证治疗,只有待到痧证退出之后,其他诸如麻疹等病证才能得到根本治疗。

六、痧胀类麻疹

【原文】 或谓余曰:痧胀之发,即麻疹也。子于痧胀,特多放痧之法尔。不知所放之痧,即放麻疹之胀气也。安得云麻疹非痧胀之标,痧胀非麻疹之本欤? 余曰:我见麻疹从伤风咳嗽而发者,有矣,未闻有感秽气发麻疹,感热天暑气发麻疹者。岂非麻疹自有麻疹病,痧胀自有痧胀病乎。况痧胀既云即麻疹,何以有麻疹因秽气暑气所乘兼痧胀,麻疹即隐而不发,必俟放刮后麻疹始发乎? 乃知麻疹不与痧胀同。故刮者放者名痧胀,虽有刮出之痧,不可即认为麻疹。其痧胀亦不与麻疹同。必因伤风所发,始为麻疹,实不同也。乃兹有痧胀不因伤风发热咳嗽所起,尝见刮、放、用药后,发出遍身形影如麻疹者,虽形似麻疹,实非麻疹,故名之为类麻疹焉。或曰:讵有非麻疹而形可同于麻疹者? 曰,此亦犹痧毒发为肿毒,发为紫疱*之类尔,何疑乎?

【主要症状】 胸腹闷痛、发热昏沉,或有痧疹隐现。经过放痧或刮痧或药物透痧治疗,皮肤发出形影如麻疹样的痧象。

【按语】 络脉受邪,痧毒内蕴。气机不通则可胸腹闷痛,痧毒上攻则可发热昏沉。若是痧毒伤及血络,则可有痧疹隐现,抑

---

* 《痧胀玉衡》中记载的皮肤发生的紫疱样的疱疹。

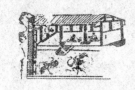

或青筋显露。如果经过刮放用药之后，痧毒外泻，则可表现出麻疹样的痧象。

痧证和麻疹往往相互关联而发病。郭氏所论述的"麻疹兼痧胀"和"痧胀兼麻疹"就论述了两种病证多是相互兼夹而发作。而且麻疹每每因为痧证的络脉受邪、闭阻不通"隐而不发"，甚或内陷，形成麻疹逆证或重证。当施以刮痧术和放痧术后，麻疹就会由逆转顺，得到有效治疗。另外痧证所出现的痧象也有如麻疹在皮肤上出现的红疹如粟的疹子。因此有人甚至怀疑痧证和麻疹就是一个病证，发出"安得云麻疹非痧胀之标，痧胀非麻疹之本软"的感叹。

但是郭氏反复强调麻疹和痧证是两个不同的病证，在诊治上千万不能混淆，所以郭氏反复指出："麻疹自有麻疹病，痧胀自有痧胀病"。"麻疹不与痧胀同"，"痧胀亦不与麻疹同"。首先麻疹和痧证所感邪气不同，麻疹多是因为冬春之际感受风邪而引起，而痧证则往往感受的是暑湿秽浊之邪；麻疹病变部位主要在肺卫，而痧证的病变部位主要在络脉；麻疹初期的临床表现主要是伤风咳嗽的症状，痧证初期的临床表现多是头昏重胀、胸烦郁闷、全身酸胀等。另外，麻疹治愈之后很少复发；而痧证治愈之后，如果或因于饮食，或因于复感秽浊往往会复发。现将痧证和麻疹的不同点归纳如表13：

表13　痧证与麻疹的区别

分类	感受邪气	病变部位	初期症状	愈后
痧证	暑湿秽浊之邪	在络脉	头昏重胀胸烦郁闷，全身酸胀等	多有复发
麻疹	感受风邪	在肺卫	伤风咳嗽的症状	少有复发

我们在临床上经常发现痧证出现有如麻疹样的皮肤改变，

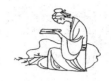

一共有两种情况。一个是痧证病人在施以刮痧术之前,皮肤表现的痧疹隐现,有如麻疹发作。这种痧疹是络脉受邪之后,皮肤所彰显的病邪壅盛状态。另一个是施以刮痧术之后,皮肤络脉受到刮痧术刺激所表现的痧疹,这是经过浅表刺激皮肤络脉,病邪被排出体外的治疗反应。这些痧疹都是络脉受邪之后的表现,而绝不是风邪伤于肺卫的麻疹病证。因此郭氏认为痧证"虽形似麻疹,实非麻疹",所以称其为"类麻疹"。并认为"此(类麻疹)亦犹痧毒发为肿毒,发为紫疱之类尔"郭氏把痧类麻疹等同于络脉受邪之后,痧毒发为肿毒、紫疱疮之类的病证进行治疗。真正是认识到了痧证类似麻疹病证的实质。

【古案例】 薛思高,发热迷闷,气不得舒,胸腹头面有麻疹形。余诊之。两关俱芤,此痧胀之类麻疹也。放痧十余针,又刮痧讫,用沉香郁金散,清茶稍冷饮之,而痊。

【案例按】 本案例所表现的"胸腹头面有麻疹形"伴随在"发热迷闷,气不得舒"的闭塞病态之中。同时郭氏又通过"两关俱芤"的怪异脉象,判断为类似于麻疹的痧证。所以当即施以放痧术和刮痧术,同时以沉香郁金散,条畅气机,宣散络脉病邪,三管齐下,很快获得痊愈的效果。

这则案例再一次提示每一位医生对于痧证辨认和判断的重要性。假使没有通过脉象判断出痧证的真相;没有施以刺络泻邪的方法排解络脉病邪。相反以为"胸腹头面有麻疹形"是麻疹的表现,而施以升发清凉解利之剂,病人所表现的"发热迷闷,气不得舒,胸腹头面有麻疹形"等证候,肯定不会得到如此快速的缓解,甚至会加重络脉闭塞的状态,延误了病证的治疗时间。

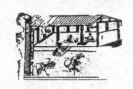

七、痧证类伤寒

【原文】 伤寒集中,仅有四症类伤寒。至于痧症(证)类伤寒,较之四症,尤为凶暴。而伤寒书内,从未载及,故医者不识。夫伤寒头痛、恶寒、发热,属足太阳膀胱经风寒,宜表,是寒从肌表而入,故宜发散为先。若痧症(证)头痛,是痧毒之气,上攻头面三阳;不因外感寒气。其恶寒发热,虽在肌表,是时行之气所感,由呼吸而入,搏激于肌表之中;作为毒热,内热则外寒,故亦恶寒。治宜先刺颠顶,放痧以泄其毒;用药惟在透窍解毒顺气为主。若误认伤寒足太阳膀胱经(证),用羌活、麻黄,发表太甚,反助痧毒火邪,益张其焰,势必恶毒攻冲,作肿作胀,立时见凶。故痧症(证)与伤寒,其头痛,恶寒,发热虽同,治之当异。要知痧症(证)宜清凉,则痧毒可内解;伤寒宜辛散,则寒气可外舒。固不可以治痧症(证)者治伤寒,更不可以治伤寒者治痧症(证)也。

【主要症状】 比较严重的头痛、恶寒、发热症状。而且可以伴发昏迷,或心胸烦闷症状。

【按语】 这里所介绍的是一组类似于伤寒太阳表证的痧证,因为不是真正感受风寒之邪的疾病,而是由于时行之气所感,由呼吸而入,搏激于肌表络脉之中,成为毒热,内热则外寒,所以表现出较为严重的恶寒发热表证。同时痧毒之气,上攻头面三阳则表现为较为严重的头痛。

需要注意的是,痧证类伤寒应该和太阳证中的一些类似太阳中风的疑似证候相鉴别。比如:十枣汤证、瓜蒂散证、桂枝去桂加茯苓白术汤证就是一组类似太阳中风的类伤寒证。虽然临床上有类似太阳表证,但是绝不能按太阳表证进行治疗。很显

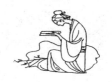

然,郭氏所说的痧证类伤寒,绝不是指的这种类伤寒证候。而是类似伤寒的另一种证候——痧证。这种病证多是由于感受时行之病气后,络脉受邪,闭阻不通而引起。

痧证类伤寒与真伤寒最大的不同点,在于有没有络脉受邪。如果只是感受寒邪而发病,病邪只是在太阳经脉,可以一汗而解。而痧证类伤寒则是"时行之气所感,由呼吸而入,搏激于肌表之中;成为毒热,内热则外寒,故亦恶寒",是络脉受邪,其恶寒发热是由于内邪郁遏而引起。而且还伴有痧毒上攻头面三阳所表现的明显的头痛症状。所以不能使用汗法治疗,必须禁用羌活、麻黄等峻猛的升散解表药。相反应该首先使用放痧和刮痧之术,从络脉直接排出病邪之后,再使用清凉透解、疏通络脉的药物,才能获得很好的效果。

郭氏介绍痧证类伤寒,其实是在将伤寒与痧证进行比较。我们在临床上的确随时都可以看到很多类似伤寒表证,而用麻黄汤或桂枝汤而少有见效的情况。究其原因,除了对麻黄证和桂枝证把握还有所欠缺以外,的确和没有重视将麻黄证或桂枝证与兼夹有络脉受邪的痧证进行鉴别诊断。这一点作为临床医生应该引起高度重视。

笔者在临床中经常遇到头部昏痛、颈项强痛、时有寒热交作、心烦胸闷、咽喉干涩、口干苦的病人。这些症状虽然并非太阳表证,但是按照伤寒六经辨证,笔者将其断定为胸膈少阳积热病证,病人脉象多是濡软,或濡数,舌面多有腻苔,即认为有肌肤痧存在,施以刮痧术后,再给予栀子豉汤和小柴胡汤2~3剂即可明显地缓解或治愈这类病人。笔者认为,这是一类与伤寒相关的痧证。先用刮痧术刺络泻邪之后,再使用相应药物,荡涤胸膈少阳之邪热,可以明显提高疗效。介绍于此,供读者参考。

【**古案例**】 方居安内室,正月头痛、恶寒、发热,心胸烦闷,

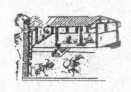

口渴咽干,头汗如雨,痰喘面黑,十指头具有黑色,已五日矣。延余诊之,气口脉虚,时或歇指,左手三部,洪数无伦。余曰:"非痧而有是脉,恐不能生矣"。因看痧筋,幸其弟善放痧,见有青筋,曰:"此真痧也"。刺顶心一针,左臂弯一针,右腿弯一针,毒血已去,不愈。余想其饭后起病,即以矾汤稍冷多服,吐去宿食,烦闷痰喘头汗俱除,余症未愈。次日其弟复为放痧,饮以阴阳水一碗,亦未愈。余用柴胡、山查(楂)、连翘、红花、卜子(莱菔子)、枳实、荆芥、天花粉,加酒制大黄二钱,俟微冷服二剂,大便通而安.迨后十余日,腹中大痛,口吐涎沫,此又因秽气所触而复痧也。令其刮痧,少安,用藿香正气汤稍冷服之,腹痛顿止,后用补中益气汤、十全大补汤调理如旧。

【医案按】 对本病案的诊治有两个阶段。

第一个阶段是在"大便通而安"之前。病人所表现出的"正月头痛、恶寒、发热"似有太阳伤寒的表现,但是其所伴有的"心胸烦闷,口渴咽干,头汗如雨,痰喘面黑,十指头具有黑色",又是食积痰壅,邪热内逼的表现,结合脉象"气口脉虚,时或歇指,左手三部,洪数无伦"。同时更进一步地检查"见有青筋",就可以初步判定为络脉受邪、闭阻不通的痧证。因此只是按照太阳伤寒的治法施以汗法是绝对不可能见效的。

本阶段的施治方法,值得留意。首先使用"刺顶心一针,左臂弯一针,右腿弯一针"的放痧术,排出了"毒血"。继而跟进的不是一般的防风散痧汤、荆芥汤、陈皮厚朴汤等,而是根据"其饭后起病"断定为有宿食,故"以矾汤稍冷多服"的吐法,吐去宿食。一方面使络脉闭阻的状态很快地得到改善,另一方面又使胃肠壅塞的宿食积热得到排出,所以很快获得了"烦闷痰喘头汗俱除"的效果。次日再以放痧术配合"柴胡、山查(楂)、连翘、红花、卜子(莱菔子)、枳实、荆芥、天花粉,加酒制大黄二钱,俟微冷

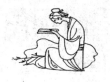

服二剂"舒畅气机,荡涤浊邪,最后达到"大便通而安"的效果。

第二阶段是在"大便通而安"之后,病人"痧症(证)类伤寒"初步告愈之后的十日。又由于感受秽浊之气后,使气机闭塞,络脉再次受邪,再次发为"腹中大痛,口吐涎沫"的痧证。此时,患者大病之后,体质比较虚弱,同时复感邪气尚浅,所以仅用刮痧术配合"藿香正气汤稍冷服"即达到了"腹痛顿止"的效果。最后使用补中益气汤、十全大补汤扶助元气。

本案例还提示我们,对于痧证愈后的调养应该引起高度重视,首先应该预防再次感受秽浊之邪,避免络脉再次受邪而又出现痧证,同时培补元气,也是非常重要的环节。元气恢复,气机通畅,则不会再次出现痧证等疾病。笔者在十多年的治疗痧证的实践中深深地体会到,饮食调养和宜忌在痧证和其他疾病的治疗过程中有着非常重要的意义。在一年多的电子病例分析中发现,有很大一部分痧证病人的发病都与饮食厚味有关。比如在成都地区如果食用火锅及加有香料的烧菜等食物,则很有可能造成痧证的复发。因此笔者在中医辨证施治过程中,一直强调病人的忌口和善后调养。

八、痧类疟疾

【原文】　痧有寒热往来,类乎疟疾。或昏迷沉重,或狂言乱语,或痰喘不休,或心胸烦闷,叫喊不止,或呕哕吐痰、睡卧不安,或大小便结,舌黑生芒。如此重极,脉必变异,不与疟同,宜细辨之。

【主要症状】　寒热往来,或昏迷沉重,或狂言乱语,或痰喘不休,或心胸烦闷,叫喊不止,或呕吐痰涎,睡卧不安,或大小便结,舌黑生芒。脉象反而沉伏。

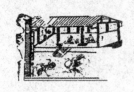

　　【按语】　这是络脉受邪之后,郁遏化毒,痧毒内攻波及少阳的一组症状。邪在少阳的典型症状就是寒热往来。但是本病证的根本是在络脉。所以会有一派痧毒内攻扰乱心神的昏迷沉重、狂言乱语、心胸烦闷、叫喊不止、睡卧不安的神志症状。痧毒上迫肺气则痰喘不休、呕吐痰涎;痧毒内结肠腑则大小便不通而秘结;舌黑生芒,也是痧毒内盛的表现。如此热毒内盛之证,脉象反而不出现洪滑或疾数,却有沉伏隐匿之象,这就是一个典型的络脉受邪的闭塞脉象。

　　所谓疟疾,在中医就是指一种以发寒发热为主要临床特点的疾病。痧证也可以出现发寒发热的临床症状。所以痧证有类似疟疾的表现。需要注意的是,痧证所表现的发寒发热的临床症状并不是临床上的主要症状,而主要是络脉受邪,闭塞不通之后出现的痧毒内攻扰乱心神的昏迷沉重、狂言乱语、心胸烦闷、叫喊不止、睡卧不安的神志症状;以及痧毒上迫肺气的痰喘不休、呕吐痰涎的肺系症状;还有痧毒内结肠腑的大小便不通而秘结症状等。对其治疗绝不能单纯地和解少阳以治疟疾,而应该首重刺络泻邪,消毒散痧。待到痧毒从络脉,或者肠道排泄之后,再行和解之法才能收到理想的效果。

　　【古案例】　沈日岩,七月间,日晡寒热,昏沉胀闷,大便不通,舌焦苔厚。延余治疟。左脉浮大而虚,右脉沉细而涩,愚意疟疾见凶,脉不应虚且涩。视其乳下有青筋,刺出紫血毒血二针。令其刮痧,不愈。用散痧消毒活血之剂,加大黄三钱,稍冷服之,大便通,诸症退;惟寒热未已,用小柴胡汤治之,后用四君子汤调治而痊。

　　【案例按】　本案例所表现的"日晡寒热",是有疟疾寒热病证表现,所以病家邀请郭氏治疗疟疾。而郭氏检查病人的表现

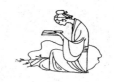

有"昏沉胀闷,大便不通,舌焦苔厚"是邪热内壅的严重表现。而所出现的"左脉浮大而虚,右脉沉细而涩"与内热壅盛的脉象不符,是一个典型的痧证脉象。再加上发现"乳下有青筋",所以判定为痧证。故而积极按照痧证治疗,首先施以放痧术,让"紫血毒血"流出,再施行刮痧术,排尽了肌肤和血肉之中的痧毒,同时所出紫血、毒血和痧疹也肯定了痧证的诊断,因而进一步使用了"散痧消毒活血之剂,加大黄三钱",荡涤体内浊邪,最终使"大便通",而且"昏沉胀闷"症状消退。这时络脉之邪已经消退,所以郭氏最后使用小柴胡汤清除了少阳余邪。待到寒热退尽,再使用四君子汤调理,最终使这例痧类疟疾病证得到了彻底治愈。

这里刮痧术在该案例中,起到了配合放痧术积极排解络脉病邪的作用,这是郭氏治疗痧证的风格。郭氏在检查病人时,只要发现有青筋,或在腿弯,或在臂弯,或在乳下,都是以放痧术刺出"紫黑毒血"为主,而刮痧术多是配合放痧术起到排解浅表络脉病邪的作用。刮痧术和放痧术相配合,更能体现出刺络泻邪的快捷疗效。

该病例乳下青筋显露,因此首选放痧,刺出乳下青筋之毒血,同时配合了刮痧术,是加强排解郁滞络脉之痧毒,进而服用解毒活血之剂,并加有大黄,使大便通畅,昏闷诸症明显消退,痧证很快得到了缓解。

九、伤风咳嗽痧

【原文】 痧从时气所感,因而咳嗽,肺经受伤,不可以伤风治之。盖伤风以疏风为主。若痧则纯乎疏风,非其所宜。当刮痧为先,宜清喉顺气凉肺散痧为主。若专重疏风,纵非紧痧急症,亦必咳嗽日甚,缠绵不已;劳嗽等症由此而成。慎之慎之。

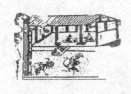

【主要症状】 咳嗽反复发作，日久不愈，有如劳嗽之咳，缠绵不已。脉多沉伏不显。

【按语】 这是由于外感风邪之后，导致肺气闭郁，以致络脉受邪，而兼发痧证。较之一般的伤风咳嗽明显深重得多。其病证特点一定是以缠绵不愈的咳嗽症状为主，同时脉象不似伤风脉象那样浮缓、浮紧、浮数，而是沉伏不显的脉象。这些都是络脉受邪的症状和体征，值得记取。

咳嗽是一个临床最常见病证，而且按照一般的外感咳嗽或内伤咳嗽不能够获得很好的效果的咳嗽，也是常见的。郭氏从"伤风咳嗽痧"的角度进行分析，为我们治疗难治性的咳嗽开辟了一条新思路。伤风咳嗽痧不是因为单纯的伤风、感寒或受热而引起，也不是单纯地痰湿、阴虚，或阳虚而发作，而是由于外感之后，或者因为饮食不慎，或者因为误治，或者因为久病和体质因素导致肺之络脉闭阻而引起。病邪深入络脉，所以按照一般外感和内伤治疗咳嗽不会有效果，而必须按照刺络泻邪的观点，排解络脉病邪之后，再施以对症之药，才能收到很好的效果。

在临床上笔者发现，咳嗽只要兼有络脉受邪的痧证存在，只靠药物治疗效果往往是不理想的。因此对于那些久治不愈的咳嗽病人，一定要重视对于痧证的检查和鉴别。具体做法除了参照中篇部分痧证的诊断和鉴别诊断外，对于伤风咳嗽痧还应该特别重视对于咳嗽病史的追踪，仔细辨别咳嗽与饮食厚味，以及感受秽浊之邪的关系。只要咳嗽伴随有痧证，就一定首选刮痧术。刮拭的部位重点应该是在背部。笔者对这类病人，一般从颈项风府、天柱穴开始往下刮拭整个背部，直到刮拭的大杼、风门、肺俞、厥阴俞穴一带出现明显的痧斑或痧团；或者使整个背部出现红色深暗痧疹；之后辨证用药，就会收到很好的效果。

郭氏指出，伤风咳嗽痧的治疗，"当刮痧为先"。首先选择刮

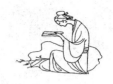

痧术的意义在于直接排解以肺部为中心的伤风咳嗽痧,"肺合皮毛"。刮痧术的整个施术方法,都是着眼于浅表皮肤的络脉,都是在刺激皮部。因此,刮痧术最能够将肺部闭塞的病邪,通过浅表皮肤的络脉排出体外。当然对于特别严重的伤风咳嗽痧,也还是可以通过配合放痧术。笔者在这种情况下,往往选用缪刺双侧少商的治法,使深闭在肺部的病邪从肺经的井穴排出,也会收到很好的效果。

【古案例】 徐茂公伤风咳嗽,日晡微寒发热。余诊之,右寸脉浮而芤,余脉虚而无力。时气所感,肺经之痧也。其弟为之放痧、刮痧,稍可。不服药,至十余日咳嗽不止。余用射干(马)兜苓(铃)汤加前胡、山豆根,稍冷饮之。渐愈。

【案例按】 本案例所提到的"肺经之痧",应该理解为肺气闭郁、肺络受邪之后出现了痧证表现。在案例中能够验证痧证存在的文字,主要在"右寸脉浮而芤,余脉虚而无力"的怪异的脉象上。案例所使用的治法,放痧术和刮痧术配合使用,虽然有"稍可"的效果,但是始终不能告愈。说明肺部闭塞的病邪较深,所以在十余天后,使用了射干兜铃汤,荡涤肺部之浊邪,才获得了"渐愈"的效果。笔者认为,如果没有用药之初的放痧术和刮痧术将病邪从络脉首先排出,所用药物的效果,将还会打折扣。

对于肺络受邪所形成的痧证,除了表现为缠绵不愈的咳嗽症状和怪异的脉象外,笔者在临床上往往还通过仔细询问病人的咳嗽病史,以及询问是否有颈项背部强痛不适的肌腠闭阻的症状,同时检查是否有青筋出现加以判断。如果发现有青筋,同时发现有颈项背部强痛不适,以及有饮食将息和治疗失宜的过程,则可初步断定为痧证。对其治疗,都是以刮痧术配合辨证用药而收到满意的效果。

十、咳嗽呕哕痧

【原文】 痧毒之气上凌肺金,故气逆发呛而咳嗽,痰涎上涌,或呕哕恶心,或面目浮肿,或心胸烦闷,此热毒入于气分,痧筋往往不现,治以刮痧为主。间有入于血分者,必有痧筋,然后刺之。临症用药,宜理痧毒为主,若以伤风咳嗽治之则误矣。

【主要症状】 气逆发呛而咳嗽,痰涎上涌,或呕哕恶心,或面目浮肿,或心胸烦闷。

【按语】 络脉受邪之后形成痧毒,痧毒之气若是欺凌于肺,肺气因而壅遏失于宣降则可以出现发呛而咳嗽,痰涎上涌;肺气闭郁则有明显的心胸烦满症状;肺气上逆,失于通调水道之功则可有面部浮肿;引起胃气上逆,则会有呕哕恶心等症状。

咳嗽呕哕痧是临床非常容易见到的一个痧证病证。它因为有明显的痧毒上攻肺气的上攻特点,所以其临床所表现的咳嗽上逆现象比较突出。比如咳嗽多表现为气逆发呛、痰涎上壅、呕哕恶心,都是典型的气机上逆的表现。而且面目浮肿、心胸烦满,也是气机上逆之后肺气闭郁明显、痰浊水饮堵塞明显的表现。这种情况的出现,郭氏认为是由于痧毒入于气分而引起。这是与一般的伤风咳嗽不同的病证,所以按照一般的伤风咳嗽治疗必然没有效果。

由于痧毒在气分,所以痧筋往往不显著。这时应该积极的用刮痧的方法进行治疗。另外肺合皮毛,肺部受邪之后,也应该使用刺激皮部络脉的方法,以放出血性痧疹的方式排解病邪。所以对于本病的治疗应该是以积极地刮痧治疗为主。如痧毒在血分必然有痧筋或其他一些征象可以验证,方可放痧治疗。

【古案例1】 俞仲嘉长女,五月发热咳嗽,呕吐痰涎,胸中

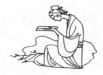

胀闷,面目浮肿。延他医,服伤风痰嗽之药四剂,心中益胀闷。遂止不药,将及一月。余偶过,求余诊之。右寸脉虚,知其为痧之变症也。刮痧讫,用防风散痧汤加贝母、薄荷,童便微冷饮之,即瘥。

【案例按】 案例中所表现的"发热咳嗽,呕吐痰涎,胸中胀闷,面目浮肿"是一派肺气上壅的急迫表现,但是脉象却是"右脉虚",显然是脉证不合的络脉受邪的痧证表现。所以其他医生使用"伤风痰嗽之药"没有收到效果,反而更显"心中益胀闷"。郭氏"知其为痧之变症",施以刮痧术,排解络脉病邪后,再使用防风散痧汤加减获得了很好的效果。

【古案例2】 王惟诚咳嗽,发呛不绝声,面目俱肿,呕痰不已,更吐鲜血。延余治之。六脉弦紧且数,此痧毒之气,搏激于筋脉间,故见脉乃尔。刺指头,出毒血三针,令多为刮痧。用宝花散加童便微冷服,又用圆红散微温服而瘥愈。

【医案按】 本案例所表现的"咳嗽,发呛不绝声,面目俱肿,呕痰不已",咳嗽病势甚重,是有明显的肺部络脉受邪、闭阻不通的咳嗽呕哕痧的表现。只是咳嗽呕哕痧的病机部位主要在气分,而病人所表现的"更吐鲜血"以及"六脉弦紧且数"是痧毒已经侵及血分的表现。所以郭氏在没有发现病人"痧筋"的情况下,还是先用"刺指头,出毒血三针"。放痧之后,再"令多为刮痧",直接从气分排出肺络之邪,再配合治痧之剂的宝花散和圆红散而获瘥愈。

临床上这类病人也往往多见。笔者发现,咳嗽而伴有呕哕甚至咯血者多与肺气闭郁之后,肺金被困,肝木上逆,形成木火刑金的病机改变有关。而且这类病人多发生在外感而误食油腻辛辣厚味之后。所以在给这类病人施以刮痧术后,每每配以自

下篇 刮痧案例介绍

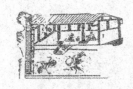

拟宣肺解郁汤(瓜蒌壳、桔梗、枳壳、炙麻绒、柴胡、法半夏、黄芩、青黛、杏仁、郁金、射干、莱菔子、甘草)加减。一方面宣解肺部郁邪,通畅肺气,另一方面积极平肝泻火,纠正木火刑金的病机改变。同时要求病人严格忌食油腻辛辣厚味,都能获得理想的效果。

十一、痰喘气急痧

【原文】 先有痰喘气急而痧胀因之,先治其痧,后治其痰气,无令痧为本病之助。先有痧胀而痰喘气急因之,但治其痧,其痰喘气急自愈。若痧有寒热不清,痰喘气急者,兼和解。痧有有热无寒,痰喘气急者,兼清热。痧有食结不化,痰喘气急者,兼消食顺气。痧有大便不通,小便不利,痰喘气急者,急攻其里。痧有痢下脓血,或赤或白,痰喘气急者,急攻其积。痧有淤血凝滞,小便利、大便黑,痰喘气急者,急消其瘀。痧有呕吐紫黑血,或鲜血,痰喘气急者,当虑痧毒攻坏脏腑,不痛者,可治;痛而不已者,难治;服药不应者,死。

【主要症状】 痰多、喘促、气粗,兼有痧证表现。

痰气内阻,肺气闭郁,宣发肃降失司,则必有痰多、喘促、气粗之候。若是肺气闭塞日久,必然使络脉受邪,闭塞不通。痰喘气急症状较之一般情况更为严重。若是痧毒攻于少阳,则会寒热交作;若是痧毒攻于阳明气分则会有热而无寒;若是痧毒兼有饮食积滞,则会腹部胀满疼痛;若是痧毒内盛,腑气不通则会二便不通;痧毒内攻肠胃则会痢下脓血,或赤或白;若是痧毒内结、瘀血阻滞则会小便利、大便黑;若是痧毒攻坏脏腑,则会出现呕吐紫黑血或鲜血。这时如果不痛,则痧毒瘀阻不是太重,尚可治疗;如果痛而不已,则痧毒瘀阻严重,所以难治;如果是用药不

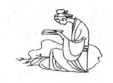

效,则痧毒瘀阻不可解出,只有死路一条。

痰喘气急是临床常见的一个症状。它可以出现在很多种疾病之中。郭氏在这里发现了由于肺气闭郁之后,可以使络脉受邪而变生出痧毒内攻的多种病证,或寒热不清而痰喘气急,或有热无寒而痰喘气急,或食结不化而痰喘气急,或大便不通、小便不利而痰喘气急,或痢下脓血,或赤或白而痰喘气急,或瘀血凝滞,小便利、大便黑而痰喘气急,或呕吐紫黑血或鲜血而痰喘气急等等。同时,痧毒内壅,同样也可以导致痰喘气急的发生或加重。对这种痰喘气急痧的治疗,郭氏提出的"先有痰喘气急而痧胀因之,先治其痧,后治其痰气。无令痧为本病之助,先有痧胀而痰喘气急因之,但治其痧其痰喘气急自愈。"不论先有痧证或是先有痰喘气急,一律先治痧证的法则,是所有临床医生应当吸取和遵守的经验。而或"和解",或"清热",或"消食顺气",或"急攻其里",或"急攻其积",或"急消其瘀"等等治法,全在权变之中。医者应该灵活运用。

【古案例】 钱公肃子二月晚间,痰喘气急,发热身重,腹中绞痛。延余。脉沉微,刮痧放痧不愈。用藿香汤稍冷服之,又用棱术汤加大黄五分微温服之,诸病俱痊。

【医案按】 本案例所表现的临床症状主要有两个方面,一是"痰喘气急"的呼吸道症状,二是"发热身重,腹中绞痛"的痧证表现,而且当肺气闭郁的情况下,一般脉象应该浮大滑数,此时脉象反而沉微,也是痧证的脉象反应。郭氏首先使用刮痧术和放痧术,以出痧和出血的方式,直接排出络脉之邪,继而使用藿香正气汤和棱术汤加大黄等治痧之剂,荡涤肠胃之浊邪,待到腑气通而痰喘气急诸病痊愈。最需引起重视的是,本案例所使用的方药,并没有通常对于气喘、痰吼所使用的麻黄、葶苈等定

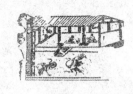

喘药物。而只是使用棱术汤加大黄,却收到了大便通,而腹痛及痰喘气急双双告愈的效果。这正是中医辨证治本的成绩。

笔者在临床常常模仿郭氏治疗痰喘气急痧,治疗诸多咳嗽、气紧、胸闷的病人均收到很好的效果。记得在 2007 年 3 月份,有位男性老者,参加老年摩托车骑游队,行至重庆某渡口吹凉风,又吃腊肉香肠,以致咳嗽气紧大作,并且伴有明显的发烧、恶寒、周身疼痛症状,经过当地西医输液等治疗,发烧消退,但是其余症状始终不愈。当时病人表现喘促气紧、胸闷、痰少、怕冷、头昏晕、口干、大便次数多且不畅、夜晚睡眠差、有汗,脉濡略数,舌红,苔白润略腻。断定为外寒内饮的小青龙汤证,但是兼有络脉受邪的痧证存在,故先予刮痧治疗。从头部到颈项部,从颈项到背腰部,痧出紫黑量多。皮肤灼热、胸闷感觉当即感觉减轻,恶寒怕冷现象也减少,周身轻松。继而给予小青龙汤加石膏,一周之后复诊,咳喘、胸闷、气紧感觉明显减轻,怕冷消失,最后又给予小陷胸汤加味继续消除痰浊。待到痰浊消尽,最终以四逆汤加味扶助肾阳而告痊愈。

十二、痧变劳瘵

【原文】 痧症(证)有恶饮热汤者,有反喜饮热汤者,惟其喜饮热汤,痧症(证)益莫能识,慢痧所以变成劳瘵也。原其痧毒之始入于气分,令人喘嗽吐痰发热声哑。盖火毒伤肺,肺为娇脏,若不知治,变成百日紧劳,轻者数年难愈,卒至危亡。痧毒之始入于血分,重者兆变在即,轻者岁月延捱。若乃毒痧胃口,必须去尽而愈。毒痧肝经,损坏内溃,吐血数发,势极多危。毒痧心包络,更加凶险,不待时日。毒痧肾经,腰脊疼痛,嗽痰咯血,日甚一日,不可得痊。凡痧毒遗患,总成劳瘵,治须识之于始(凡脏腑之病俱可疗治),莫咎其终(若一溃损脏腑便属不治)。

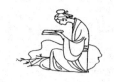

【**主要症状**】 痧毒入于气分,则喘嗽吐痰、发热声哑。若是痧毒入于血分,则会有咯血等出血现象;若是痧毒瘀阻于胃脘,则会有满闷不食的症状;若是毒瘀肝经,损坏内溃,吐血数发,势极多危;若是毒瘀心包络,更加凶险,不待时日;若是毒瘀肾经,腰脊疼痛,嗽痰咯血,日甚一日,不可得痊。

【**按语**】 络脉受邪之后,闭塞瘀阻,痧毒之始,入于气分,痧毒损伤娇嫩的肺脏,最容易发生喘嗽吐痰声哑之症,并伴有发热现象,这是劳瘵最容易出现的症状。这时一定要按照痧证和劳瘵病的特点积极治疗,否则会有迁延不愈或者各种危险变证。若是痧毒动于血分,则会有咯血之变;若是痧毒阻于胃口,则会有不食满闷之变;这时应该积极刺络泻邪,排尽痧毒可以杜绝痧证变为劳瘵的进一步发展,从而治愈劳瘵之疾。若是痧毒损坏足厥阴肝和手厥阴心包,甚或痧毒损坏足少阴肾,则可变为吐血、咯血、昏沉迷茫、嗽痰不止、腰脊疼痛难以治愈的劳瘵重症。

劳瘵是一种以肺为病变中心全身消耗性疾病。其发病往往是初期伤及肺气,后期伤及肝肾。在这个过程当中,最容易导致络脉受邪、闭塞瘀阻、痧毒内攻的痧证出现,而且往往因为出现痧证,而使劳瘵加深和加重。因此,凡是出现络脉受邪的征象时,应该积极地进行痧证治疗,排解络脉病邪,同时配合药物治疗劳瘵,杜绝痧变劳瘵向更深的病证转化。所以郭氏最后强调:"凡痧毒遗患,总成劳瘵,治须识之于始,莫咎其终。"

郭氏认为"痧症(证)有恶饮热汤者,有反喜饮热汤者,惟其喜饮热汤,痧症(证)益莫能识,慢痧所以变成劳瘵也。"据此分析,误饮热汤,是痧证变成劳瘵过程中的一个重要诱因。"夫痧者,热毒也",因此,每当痧证遇到火热因素的影响,都可以促使痧证向严重方面转化。当临床上出现痧证时,一定要注意饮食的调摄,避免饮食热汤和其他温热性的饮料和食物,就可以减少

下篇 刮痧案例介绍

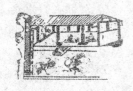

痧证向诸如劳瘵等严重疾病转化的机会。

【古案例】 王君瑞内室,咳嗽吐痰发热,左背疼痛,已年余矣。延余诊之。六脉浮紧洪数,脉症不合,又无痧筋,但用刮痧痛减,服散痧清热消痰顺气四剂而愈。

【案例按】 本案例已经有年余的"咳嗽吐痰发热",而且"左背疼痛",是已经有以肺为病变中心的劳瘵症状和体征。郭氏从"六脉浮紧洪数"与久病体虚的虚弱脉象不相符合认为是络脉受邪的痧脉表现,在没有发现血肉痧的痧筋的情况下,只是使用了刺激浅表皮肤络脉的刮痧术,达到了"刮痧痛减"的效果,同时也进一步验证了病证中存在着痧证。故而进一步使用散痧清热、消痰顺气之剂,获得了满意的效果。

对于痧变劳瘵的治疗,郭氏强调及早治疗,一定不要迁延到伤及肝肾血分才治疗。笔者在临床上也曾经遇到一例肺结核,经过西医抗结核治疗,结核病灶已经告愈,但是体质一直不能恢复的病人。所表现的症状是消瘦、疲乏、发热、发冷、腰酸腿痛、周身关节筋骨游走疼痛、脘腹胀满、潮热盗汗。分析原因,是由于伴随有络脉受邪、闭阻不通的痧证。经过长达近两年刺络泻邪、排解络脉病邪,同时反复给予调养肝肾,恢复脾肾元气的治疗才渐渐控制住了病情。因此,笔者深深体会到,郭氏对于此等重证强调早期治疗的重要性。

十三、霍乱痧

【原文】 痛而不吐泻者,名干霍乱。毒入血分,宜放痧。新食宜吐,久食宜消。食消下结宜攻。痛而吐泻者,毒入气分,宜刮痧。不愈,视有痧筋则放。宜调其阴阳之气为主。须知肠胃食积,宜驱不宜止,止则益痛。若吐泻而后痛者,此因泻粪秽气

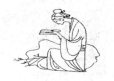

所触,治宜略用藿香正气冷饮。然必须防食积血滞,或消或攻,或活血。山药、茯苓不可乱施;燥湿之剂,俱在所禁;温暖之药,未可乱投。

【主要症状】 腹部疼痛,呕吐腹泻不止;或腹痛而不吐不泻;或吐泻之后腹痛。

【按语】 霍乱之病,可以由于饮食不节,导致食积血滞,扰乱肠胃,以致脾胃气机升降出入异常而发病。饮食秽浊之气闭阻,以致络脉受邪,瘀阻不通很容易出现痧证。如果有明显的腹部疼痛,甚或有大痛难忍的时候,尚未明显地影响到脾胃的升降功能,可以暂时没有吐泻的情况出现,叫作干霍乱,是痧毒侵犯血分的现象;若是影响了脾胃的升降功能,导致清阳不升,浊阴不降的情况出现,则会出现明显的吐泻情况,往往是由于痧毒侵犯气分而引起;若是吐泻之后出现腹痛,则是由于秽浊之气相感而得病。总的治疗大法不离放痧刮痧、荡涤食积、调理气机、化解血滞。对于闭遏明显的干霍乱痧,则以放痧治疗为主,而对于痧毒尚在气分的霍乱痧,则以刮痧治疗为主。同时若有食积,则分新久,或吐或攻下。谨慎使用诸如茯苓、山药之类的健脾药。各种燥湿药以及各种温补之药当在所禁。

郭氏以有吐泻和无吐泻来分在气和在血的不同,主要是来确定使用刮痧法或放痧法。无吐泻是为痧毒在血分,应该使用放痧法;有吐泻为痧毒在气分,应该使用刮痧法。的确是经验之谈。

值得注意的是霍乱为病,还有虚实之分。实者与饮食积滞、瘀血阻滞密切相关;虚者多由脾肾阳虚失于健运,阳气外脱所致。实者理当消食导滞、刺络泻邪,而健脾补益之剂自在所禁;虚者则当回阳固脱。笔者先祖父曾彦适多以温运中阳、顾护元气之法治疗。四君理中也嫌其过缓,必须四逆辈频频重投,焉有再用消导或泻邪之法。临证用药,必须小心。

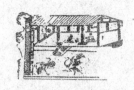
【古案例1】 童敬桥内室,吐泻腹痛。自刮痧,服阴阳水,痛益甚。余用三香丸,微冷饮之而安。

【案例按】 本案例为吐泻腹痛的霍乱病证,自用刮痧术治疗,应该是对症的治法,刺激浅表络脉,排出痧疹,病邪外泄,也为所使用的药物开通了道路。但是肠间有瘀滞的邪气,必须使用三香丸理气化瘀导浊才能得到彻底排出,霍乱病证才能告愈。

【古案例2】 沈篆玉,九月间,干霍乱,腹中盘肠大痛。放痧三十余针。又王君先为之刮痧,不愈。余用宝花散加大黄丸,清茶稍冷饮之而瘥。

【医案按】 本案例主要表现为腹中盘肠大痛,没有腹泻呕吐症状,为干霍乱痧表现。外治应该以放痧术为主。而"王君先为之刮痧,不愈。"是刮痧时机偏早的原因。而放痧三十余针,再以宝花散加大黄荡涤肠间浊邪,才是正确之法。

笔者在临床上,经常秉承郭氏治疗霍乱痧的方法,治疗因为饮食不节,过食厚味油腻所导致的吐利腹痛的病人,只要发现舌苔厚腻,辨证为中焦湿热瘀滞、升降失司的证候,则多以刮痧术之后,配合葛根芩连汤和平胃散加减,都能收到理想的效果。而对于饮食不节引起腹部胃脘疼痛,不吐不泻,则每以放痧术治疗,往往是刺破腿弯青筋,或者刺破双侧商阳,流出紫黑乌血之后就可以缓解疼痛,再施以理气消积之中药汤剂,待到大便畅通,排出秽浊之后,则可以获得满意的效果。

十四、绞痛痧

【原文】 心腹绞绞大痛,或如板硬,或如绳缚,或如筋吊,或如锥触,或如刀割,痛极难忍。轻者,亦微微绞痛,胀闷非常,放痧可愈。若不愈,必审脉症何因?辨暑秽、食积、痰血所阻施治。

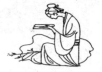

须连进数服,俟其少安,方可渐为调理。此症世多放痧数次不愈,听命于天,不肯服药,遂至痧毒攻坏脏腑,惟死而已。惜哉!

【主要症状】 心腹绞绞大痛,或如板硬,或如绳缚,或如筋吊,或如锥触,或如刀割,痛极难忍。轻者,亦微微绞痛,胀闷难忍。

【按语】 这是一组非常典型的痧毒内攻、闭阻气机、瘀阻络脉的病证,其绞绞大痛,或如锥刺,或如刀割,痛极难忍,是络脉瘀滞的疼痛表现。其或如板硬,或如绳缚,或加筋吊,是络脉受邪之后,经络牵引疼痛的表现。这是绞痛痧的典型症状。如果是比较轻微的绞痛痧,发作时只是微微绞痛,但是非常胀闷感觉是其特点。这是由于痧毒内攻,气机闭塞证候较为突出的缘故。

腹中绞痛,不吐不泻,其诊治如同干霍乱痧。对于轻者,只有微微绞痛后者胀闷难忍,只是使用放痧术,或者配合刮痧术,排解络脉病邪就可以获得疗效。但是对于肠胃积滞较重的病人,治疗就必须配合汤剂荡涤肠胃积滞,才能转危为安。

郭氏强调绞痛痧治疗必须配合药物的重要性。首先要"连进数服",以荡涤瘀阻之痧毒。其次,陈述只用放痧术刮痧术,不用汤药所引起的危害。"此症世多放痧数次不愈,听命于天,不肯服药,遂至痧毒攻坏脏腑,惟死而已,惜哉!"可见,痧毒瘀阻于肠胃之间,日久不去,就会有攻坏脏腑的危险证候出现,应该引起高度重视。

【古案例1】 廉齐朱先生夫人,夏月痧痛危急,刮痧放痧不愈。更易三医莫敢任事,举家无措。宋臣王兄邀余往视。六脉微伏,治之未愈;其晚绞痛如前。明晨贤郎宋伊兄复邀余。右手脉伏,更放痧三十二针兼刮痧讫。用宝花散、沉香丸清茶稍冷饮之,并用散痧解毒,活血顺气之剂。亲友尚恐无救,留余俟饭后。

下 篇 刮痧案例介绍

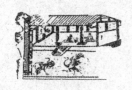

坦君云夏王兄曰："睡矣,何如?"余曰："睡则神情已定,气血渐和,殆将安。"越翌日,乃瘳。

【医案按】 本案例所表现的"痧痛危急"是绞痛痧所表现的危急状况,而且施以刮痧术和放痧术都没有效果。所以"易三医莫敢任事,举家无措"。郭氏在此危急之时,辨认痧证脉象,"六脉微伏"、"右手脉伏"再次使用放痧术和刮痧术,而且放痧多达三十二针。使得络脉邪气多被排泻,再"用宝花散、沉香丸清茶稍冷饮之,并用散痧解毒,活血顺气之剂"荡涤肠胃浊邪,终使病人转危为安。最有趣的是,病家对此等重症没有信心。让郭氏处治之后,仍然要留郭氏守候病人。等到病人安然入睡后也还心怀不安地问郭氏"何如?"郭氏当然是胸有成竹地回答:"睡则神情已定,气血渐和,殆将安。"后果如其言。笔者感觉郭氏之所以信心十足,是由于郭氏对于痧证的认识和对于痧证治疗的把握。相信作为临床医生,只要认真学习中医理论,对于此等危急病证,能够从络脉受邪的痧证进行思考,并且多多地进行临床实践,我们也会对中医治疗疑难重症充满信心!

【古案例2】 故友麓庵朱兄夫人,公范母也。口吐痰涎,腹中绞痛,医治沉重,六日不愈。延余诊之,左脉微伏。余曰:"痧也"。令刮之,少安。用药,不服。次日,复昏沉大痛,举家惊惶、亲戚填门。复延余。刺左中指一针,出毒血;兼令刮痧,不愈;用降香桃花散,冲砂仁汤,微冷送下;并用防风散痧汤加山豆根、茜草、丹参、金银花、山查(楂)、卜子(莱菔子),稍冷,服而安。

【古案按】 这又是一例绞痛痧的病人,与上案不同的是"腹中绞痛"伴随有"口吐痰涎",有如霍乱痧在气分。所以当郭氏从"左脉微伏"脉象判定为痧证后,当即施以刮痧术。而获少安效果,如果此时能够积极跟进药物荡涤肠胃间的浊邪,则病可告

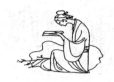

愈。可惜病人"用药不服"导致"次日,复昏沉大痛"。此时,郭氏仍然没有更正治法,只是外治更配以放痧术"刺左中指一针,出毒血"。与刮痧术一起,更多地排出络脉病邪,并同时使用降香桃花散冲砂仁汤和防风散痧汤加味,从肠胃中排解秽浊之邪,获得了满意的效果。

十五、痧痢

【原文】 夏伤于暑,秋必疟痢。痢疾初发,必先泄泻。肠胃泄泻,必致空虚。内虚则易感触秽恶之气,即成痧痛。或天气炎热,时行疫疠,感动肠胃,因积而发,亦致痧痛。夫痢不兼痧,积去之后,便可得痊;即甚凶极,药无不效。若一兼痧,势必绞痛异常,止治其痢,用药无效。或变痢如猪肝色;或变痢如屋漏水;或变痢惟血红水;或变噤口不食,呕哕凶危;或变休息久痢,岁月绵延,常苦痢患。余惟先治其痧,兼治其积,则痧消而积易去,积去而痢可清。凡遇痢疾,如此治之,无不奏功,诚为良法。

【主要症状】 腹痛腹泻,下痢赤白,或痢如猪肝色;或痢如屋漏水;或痢血红水;或痢下不能饮食,甚或呕哕;或痢下休息而发,经久不止。

【按语】 痢疾发作,有由于夏季感受暑邪之后,在秋季伏邪发为痢疾的病况;也有由于久泻之后,脾胃虚弱复感秽浊之邪或者感受时行疫疠之邪而发病的情况。其发病机理总由湿热瘀阻肠胃而引起。湿热瘀阻日久,则可侵及络脉,而出现痧痢病证。痧毒内攻,则出现腹痛下痢,颜色或紫如猪肝;或黑如屋漏水;或红如血水;如果痧毒内阻,气机不通或者上逆,则会出现噤口不食,甚或呕哕等危险证候。如果痧毒内阻,缠绵不出,则会出现经年经月的休息痢。

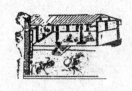

从痧证的角度分析，出现痢疾，有两种情况，一是病邪尚未伤及络脉，只是饮食秽浊阻滞肠胃，即郭氏所说的"痢不兼痧"的情况。只要用药消导积滞，积去之后，便可以得到根本治疗。"夫痢不兼痧，积去之后，便可得痊。即甚凶极，药无不效。"二是肠胃受邪之后，伤及络脉，闭塞不通，痧毒内攻的"痢已兼痧"的情况。因为病邪深入络脉，是肠胃的实体受到损伤，必须从络脉积极排解病邪，积极放痧或刮痧，并配合消积导滞之剂，才能收到很好的效果。

【古案例1】　曾奉先，七月间发热，下痢血水，日百余次，肛门急迫，腹痛异常，呕哕不食。延余治之。六脉迟数不常，或时歇指，此痧痢也。刮痧放痧讫，痛乃减半。用沉香阿魏丸，砂仁汤稍冷饮之；用当归、山查（楂）、红花、枳实、赤芍、泽兰、青皮、卜子（莱菔子）、槟榔各一钱，熟大黄五分，加童便一盏，稍冷饮二服，痢下赤白甚多，诸症俱愈。

【案例按】　郭氏从"六脉迟数不常，或时歇指"中判断本案例是痧痢病证。使用刮痧术和放痧术首先排出了络脉之邪，有如窍道开启，气机通畅，所以获得"痛乃减半"的效果。但是郭氏没有忽视继续使用调血、理气，排解肠间浊邪的治疗方法。使肠胃瘀塞的秽浊之邪，彻底被排出，所以才从根本上治愈了痧痢。

【古案例2】　余弟骧武，下赤白痢，日数十余次，腹中大痛，大便窘迫。余诊之。六脉微细。放痧二十针，又刮痧，不愈。用宝花散、沉香阿魏丸，稍冷汤饮之，腹痛渐宁。用当归、山查（楂）、陈皮、槟榔、红花、乌药各一钱，熟大黄八分，加童便饮之，赤白俱下，痛亦渐安。后用当归一两，山查（楂）二钱，服之，赤白痢痊愈。

【案例按】　郭氏仍然从"六脉微细"与"腹中大痛，大便窘

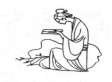

迫"的内盛证候不合,所以断定为痧痢。只是病势不及上案急迫。所以仍然使用放痧和刮痧术,以出血和出痧的方式首先直接排解络脉浊邪,然后再用宝花散和沉香阿魏丸等调血、理气荡涤肠间聚积之浊邪而获得了痊愈的效果。

【古案例3】 吴瑞云,发热,胀闷沉重。放痧后,痢下紫血。他医以痧气已清,但治其痢,势在危笃,举家惊惶。延余。六脉洪大不匀,此痧气未清,痧毒尚盛也。令刮痧讫。用当归枳壳汤,入童便冷饮之。次以苏木、红花、五灵脂、茜草、乌药、香附、当归、赤芍,以导其瘀乃安。后发余毒于肛门边,出脓而愈。

【案例按】 本案例出现痧痢病证,是在首先以放痧术治疗"胀闷沉重"之后。说明病人的"胀闷沉重"表现与络脉受邪的痧痢有密切关系。其他医生只是按照一般常规,以为痧证已经随着"痢下紫血"而消除。所以"只治其痢",显然是一个误着。因为痧证并没有随着"痢下紫血"而退尽,应该继续施以治痧之法。所以郭氏再一次使用刮痧术,并且以当归枳壳汤等方药,最后加入通导脏腑血分之"结"的五灵脂等活血药物治疗,排解肠间毒邪,直到肛门边出脓,毒邪排尽之后才告痊愈。

再纵观以上三个痧痢案例,使人感触最深的地方,还是郭氏对于痢疾中痧证的鉴别。古案例1所表现的"六脉迟数不常,或时歇止"、古案例2所表现的"六脉微细"、古案例3所表现的"六脉洪大不匀"无疑是郭氏鉴别痧证存在的关键。因此,在临床实践中,一定要充分对"脉证不合"等怪异脉象给以足够的重视。当出现这些脉象时,一定要进一步考察痧筋、病史资料等一系列痧证凭证,进行诊断和鉴别诊断。只有这样,才有可能像郭氏那样有针对性地治疗痧痢。

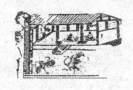

十六、久泻肉瘦痧

【原文】 泻久则肉瘦。或健脾,或燥湿,或消积,或渗水,或补命门火,或平肝木气,治泻之药不过如是。若慢痧之变,久泻肉瘦,病源不同,但宜治痧,则泻自止矣。

【主要症状】 长期腹泻,肌肉消瘦,或兼有脘腹饱满,饮食不下,嗳嗌食臭;抑或怕冷肢寒,抑或呃气不断。

【按语】 腹泻总由脾失建运,清阳不升所引起。脾运不足,则精微不生,日久之后,自然肌肉消瘦。若是因为湿气过重,则可阻滞气机而出现腹部胀满,如果由饮食积滞引起则出现饮食不下,嗳嗌食臭,如果由于命门火衰,则必然怕冷肢寒;如果由于肝气犯脾,气机不利,则必然呃气不断。

这是一种长期的慢性腹泻病证。脾虚久泻之后,肌肉必然失于濡养,肯定会出现消瘦的临床表现。造成这种现象原因,既有脾失建运的本身原因,也有由于长期的饮食或水湿停滞,或者命门火衰,或者肝气犯脾等因素,临床治疗应该审因论治。这种病人,由于脾胃功能较弱,运化不足,很容易出现饮食积滞,而导致络脉受邪而出现痧证。这时一定要分清轻重缓解,先治痧证,待络脉病邪排出之后,才可以治疗脾失建运的久泻之证。否则邪深体弱,虚实夹杂,断难痊愈。

【古案例】 巢茂公次子,久泻肉削,咳嗽不已,夜卧盗汗,目白微红。余诊之。脉寸伏关弦。放腿弯上下痧三针,复刮痧毕。服清凉至宝饮加山查(楂)、卜子(莱菔子)、金银花微冷饮之而痊。

【案例按】 本案例所表现的"久泻肉削"像是脾胃虚弱而引起,但是病人所表现的"咳嗽不已,夜卧盗汗,目白微红"明显有火热内逼的征象。同时郭氏从"脉寸伏关弦"中发现了络脉受

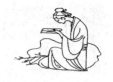

邪的痧证存在,因此使用刮痧术与放痧术,排出络脉病邪,再同时使用清热泻火,通络泻邪的清凉至宝饮加味。瘀塞络脉的火热病邪被迅速地排出体外。所以没有使用任何健脾止泻的药物,却收到了止泻的好效果。相信由火热病邪导致的咳嗽、盗汗、目白微红症状也会随之而解。

十七、呃逆痧

【原文】 呃逆俗名冷呃,有寒、有热,有虚、有实;有因痰火而发,有因血郁而成;有因食阻而得,有因气阻而生;有因病重发喘为呃,谓之喘呃。若一概认呃为冷,以丁香柿蒂主之,谬矣。故老弱气虚犯呃,非参不补;若虚极阴寒犯呃,非姜桂附子不温。即此冷呃,治之亦异。而况痧胀为呃,有痰火血郁之分,有食阻气阻之异,有病重喘呃之凶。苟非细辨受病之原,用药稍或不妥,非惟不效,势必呃死,是用明痧呃之害焉。

【主要症状】 呃逆上气,缠绵不愈,甚或出现喘呃的凶证;并伴有头部昏闷,周身沉重,强痛等痧证表现。

【按语】 当"痰火血郁"、"食阻气阻"导致络脉受邪、闭阻不通,就可以形成痧证。痧毒内阻,可使胃气上逆形成呃逆上气等症状。由于病邪深在络脉,病势往往缠绵;闭阻日久甚或可以导致喘呃的凶证。由于是络脉受邪,闭塞不通的痧证,所以会伴有头部昏闷、周身沉重、强痛等痧证表现。

呃逆是一个症状性疾病,这种呃逆往往会伴发在多种疾病和证候当中。所以郭氏列举了虚、实、寒、热、痰火、血郁、食阻、气阻等等。然而痧胀为呃,定是由于痰火、血郁、食阻、气阻而引起。因此,在治疗之时,一定要排出因为虚证而引起的呃逆病证;同时,还必须分辨痰火、血郁、食阻、气阻的特征,有针对性的

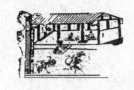

治疗,才能有的放矢地消除导致呃逆痧证形成的原因,才可能提高疗效。

【古案例】 孙靖公,六月,心烦呃逆,两寸关俱细涩而数,且喜冷饮。余曰:痧脉已现,痧症(证)昭然。刮痧、放痧,不愈。用清凉至宝饮减细辛加香薷、黄连、童便、食盐微冷服,遂愈。

【案例按】 郭氏认为"两寸关俱细涩而数"是痧脉,因此判断本案例的心烦呃逆是由于痧毒内阻,胃气上逆而引起。而且心烦呃逆的同时伴有喜欢冷饮,是火热内盛的表现。遂用刮痧术配合放痧术,刺络泻邪。再用清凉至宝饮加减,泻火降逆,荡出火热痧毒,最终获得了理想的效果。

十八、头眩偏痛痧

【原文】 痧气慢者,上升于三阳头面,常觉头眩内热,或半边头痛,心烦不安。宜刮痧,不愈,用清凉之剂治之。

【主要症状】 头脑昏晕,如坐舟车,或头昏闷痛,而且常常伴有头眩内热、半边头痛、心烦不安、缠绵不愈。

【按语】 肝气上逆,肝风内动最容易引起头脑昏晕,甚则昏晕如坐舟车,或欲倒于地。此时若是兼有络脉受邪、痧毒蔓延,上攻于头部则可以出现缠绵的头昏闷痛症状,而且心烦内热、缠绵难愈。

引起眩晕的原因是多种多样的。郭氏在《眩晕痧脉辨》中就列举了血晕、气晕、痰晕、火晕、湿晕、暑晕,还有血虚发晕、气虚发晕、风中而晕、寒中而晕、劳力而晕等等。与眩晕痧不同的地方在于是否兼有络脉受邪的证候。如果是眩晕兼痧,则必然有与一般证候不同的怪异脉象和痧筋显现。而且往往伴随有偏头疼痛,这时就应该首先治痧。刮痧是其首选。病邪可以通过被

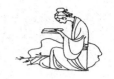

刺激的头部,颈项背部皮肤的络脉排出。痧象一出,病人感觉往往豁然开朗,有如云开雾散般的舒适。之后再使用清凉之剂清除络脉之中的余邪,就会收到进一步治愈眩晕头痛的效果。

【古案例】 钟仲宣,数数头眩,日渐益甚,或时右偏头痛,脉症不合。刮痧,不药而瘥。

【案例按】 本案例是一个典型的络脉受邪后,闭阻不通而引起的眩晕案例,所以只用刮痧术,不服药物也收到了很好的效果。

笔者认为,这则案例所说的"不药而瘥",主要指的是刮痧后的当即效果。这个确实是刮痧术对于头眩偏痛痧的独特效果。但是结合郭氏对头眩偏痛痧的论述,仍然应该重视刮痧之后的药物治疗。笔者在临床上的体会是,对于单纯性因为饮酒之后,湿热内蕴、络脉闭阻而出现的眩晕头痛痧,每次刮痧治疗,都会收到立竿见影的效果。不少病人对笔者反应,刮痧之后立即感觉"云开雾散"、"神清气爽"。但是由于治疗不彻底,湿热未尽,在再一次饮酒,或者饮食不节,起居失常之后,头眩头痛就再一次的发作。因此凡遇到这类病人,笔者用刮痧术消除病人的头昏痛症状之后,还是给予清除湿热、疏通经络等的中药汤剂;有的病人甚至给予温运中阳、培补脾肾的药物。并告诫病人一定要注意饮食忌口,调整好起居生活,最终治愈了这类头眩头痛病人,或使病人减少了头眩头痛的发作次数。

十九、痧热(附 头汗痧、狂、谵语)

【原文】 痧气壅盛,发为热症(证)。或热而不凉,或日晡发热,或潮热往来,皆痧毒之气阻而不通,搏激肌表,发而为热。不识者,认为外感,传经热症(证)。发汗温饮,即慢痧迟缓,势必

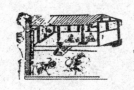

痧气益盛,变出头汗发狂,种种重症。不知外感之脉浮数而紧;热症(证)之脉,洪数有力;痧症(证)之脉,终有不同。或有可疑,须看痧筋有无,辨之即明。

【主要症状】 周身发热,或热而不凉,或日晡发热,或潮热往来,如果误用辛温发汗之剂,则可以出现头汗、发狂等重危病证。

【按语】 痧毒内攻、气机壅盛、肌腠闭遏,所以有发热之证。从郭氏痧热的热型来看,不是但热不凉、日晡发热,就是潮热往来。这些都是痧毒郁遏气分、阳明或少阳闭阻明显的征象。如果误治,错用辛温发汗之剂,则可导致痧毒壅盛,内攻脏腑,扰乱心神,而变出头汗、发狂等等重证。

辨别发热病证是否兼夹有痧证的关键,郭氏认为首先是在脉象上。他所认为的"痧症(证)之脉,终有不同",是指一般情况下,外感脉象"浮数而紧",在阳明壅盛的气分热证则脉象都是"洪数有力"。而当络脉受邪的痧证存在时,则脉象就不会有这种"浮数而紧"或者"洪数有力"的脉象。而出现很多可疑的、变化了的脉象。笔者的恩师王文雄在临证时,经常告诫说"这是一种模糊不清的缠绵日久的外感脉象","似乎濡而又有点滑;似乎软而又有点力的脉象"。这个论述,可以帮助理解痧热的特殊脉象。另外就是要辨别痧筋和痧疹。如果痧筋存在,并刺出紫黑乌血,或者刮痧见疹,就可以肯定是痧证。

郭氏把头汗痧、狂、谵语附在痧热之后,是说明对于痧热病证的重视。是强调发热病人如果不鉴别是否存在络脉受邪的痧证,而妄用温热性的发汗药则会变生出有如头汗痧、狂、谵语等等难治之证。"不识者,认为外感,传经热症(证),发汗温饮,即慢痧迟缓,势必痧气益盛,变出头汗发狂,种种重症。"因此作为临床医生,应该对发热性急病的脉证进行仔细鉴别。特别是对

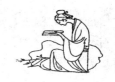

于那些按照常规的外感热病治疗而热象不减的病证,应该认真体会病人的脉象,并且验证痧筋痧疹。分清痧证的是非,是每位临床医生必须引起高度重视的事情,否则一有误治,后果堪忧。

【古案例】 沈怀先,夏月,日晚发热,五日不凉,诸药不效,反益昏闷烦躁。余诊之。右三部及左关,俱微细无力。余见其病气有余,脉反若不足,知非真不足,乃痧脉之变者也。先令刮背上痧,又于十指臂弯,刺出紫黑毒血三十余针,不愈。用冷茶送宝花散二服,又以陈皮厚朴汤主之,倍加玄胡索,香附煎汤稍冷服,四剂而痊。

【案例按】 本案例正是一个较典型的痧热病证。病人"日晚发热,五日不凉",而且"诸药不效,反益昏闷烦躁。"已经有病邪内陷的征兆。此时郭氏从病人所表现的"病气有余,脉反若不足"的脉象中,认出了"痧脉之变",判断为痧证。故而先用刮痧去除肌肤痧,再用放痧术去除血肉痧,达到刺络泻邪的作用,同时排出痧疹和紫黑毒血,也进一步验证了痧证的存在。再使用宝花散、陈皮厚朴汤等汤剂内服去除脏腑血分痧毒,三管齐下,终于获得了良好的效果。

笔者曾经治疗了一位8岁男孩,高烧40℃,持续一天多。在来就诊的车中昏睡,时而烦躁不已,检查发现左耳背青筋显露,当即给予刺耳背青筋,血流如注,打湿衣襟。后又刺双侧商阳,挤出紫黑色血,病儿神志顿时清醒,言语正常。继而给予小柴胡汤和小承气汤加减。荡涤秽浊,随着大便畅解,高烧在当晚退尽。最后以泻黄散清解余热而告痊愈。

二十、痧烦痧睡

【原文】 痧气冲于心胸,故心烦或嗜睡,此等之痧,俱属慢

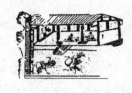

痧之类,轻而且浅,人多误以心烦嗜睡治之,日甚一日。倘日服热酒热汤热物,虽非骤然紧急,势必日渐凶险,故并录之以示戒。

【主要症状】 心胸烦躁,困顿嗜睡,或疲倦异常,而夜卧不宁。

【按语】 络脉受邪痧毒阻滞,气机闭阻,湿气内困,故有困顿疲倦嗜睡的现象;而痧毒内动,扰乱心神,则心胸烦躁,或者夜卧不宁的症状。如果误治或者犯禁,则痧毒壅盛,既可以内攻,又可以外串,变为种种紧急之证或者难于治疗的凶险病证。

郭氏把痧烦痧睡定性为"慢痧之类,轻而且浅"。多可以按照肌肤痧刮之而愈,血肉痧放之而愈的方法加以治疗。并且所举案例,都是不药而愈。然而此等病证最忌讳不识其络脉受邪之,如果误治,势必转为凶险之证。所以郭氏说:"人多误以心烦嗜睡治之,日甚一日。倘日服热酒热汤热物,虽非骤然紧急,势必日渐凶险"。必须引以为戒。

【古案例】 余弟骧武,每心烦嗜睡,自识其痧,便欲刮放,不药而痊。此由中气虚,故易感痧患,虽轻之至,不足具述,然亦痧之一症也。姑录之以广其说。

【案例按】 本案例讲的是郭氏的弟弟每有心烦嗜睡的时候就自行刮痧和放痧,都可以收到不药而痊的效果。这是我们民间疗法非常值得吸取的一条经验。只是需要注意两点,一是一定要认准肌肤痧和血肉痧临床表现,有针对性的刮痧和放痧。二是要尽量避免再犯痧证。郭氏弟弟容易再犯痧证,是由于中气虚。所以在没有发生痧证的时候,调补中气,是预防痧证最重要的手段。

在临床上常常可以看到这类病证,经过各种检查并没有发现确切的病灶部位,没有器质性改变的疾病存在,但是患者总是

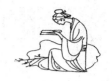

感觉倦怠无力、昏沉闷重、工作效率低。给这类病人下诊断,现在往往认为是疲劳综合征、亚健康等等。按照中医观点分析,都是由于饮食失于协调,生活失于规律,而使脾胃内伤,运化无力,阴阳失调而引起。这类病证按照中医学的观点进行归类,有虚实两端:一是脾胃内伤之后,中气受损,进而脾肾不足的虚证;另一个则是脾胃内伤之后,运化无力,湿浊内生,阻滞气机的实证。只要有湿浊等实邪阻滞体内,就可以进一步导致络脉受邪、闭阻不通而形成痧证。是痧证就应该辨清肌肤痧和血肉痧,分别采取刮痧术和放痧术,同时进一步地使用药物荡涤体内之病邪,之后调理脾胃,恢复脾肾元气,而且高度重视调整自己的生活起居及饮食规律,才是治疗这类病人的根本方法。

笔者在成都名医馆治疗了一位这样的病人。一个四川省康定县的男性公司职员,到成都出差,3天中连续饮酒6次,包括白酒、红酒、啤酒,又吃火锅等燥性食品甚多。以致头昏闷重、周身困顿、脘腹饱满,并且口咽干涩、口中发苦、饮食无味、舌苔厚腻。显系饮食厚味及酒类食物,损伤脾胃,湿热内阻,并且有络脉受邪的肌肤痧存在,当即施以刮痧术。病人立即感觉头部昏闷消失,周身顿觉轻松。

刮痧术的确是能够起到刺激络脉排解病邪的立竿见影的效果。能够使这类因为饮食失节而导致的痧烦痧睡病人很快消除症状,但是要知道,刮痧术毕竟只是排泄的效果,排出络脉的病邪之后,必须让脾胃功能有一个休息恢复的过程。如果这时再次饮酒,或者饮食还是没有规律,再次损伤脾胃,导致湿热内生而再一次出现痧烦痧睡。这绝不是作为医生能够坐视的,因此当即告诫务必戒酒,并且忌食火锅等燥性食物,以避免痧证的反复。

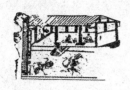

二十一、痧变肿毒

【原文】 痧毒不尽,留滞肌肉腠理之间,即成肿毒。宜先放痧,用散痧解毒之药,以除其根。然后审其毒之所发,照十二经络脏腑,分阴阳寒热处治。轻则消之,重则拓之,虚则补之,实则泻之。若红肿甚者,属阳,用忍冬解毒汤,加引经药以治之;白色不红,平肿不易起发者,属阴,用参归化毒汤,加引经药以托之;毒有半阴半阳,用活络透毒饮,加引经药透之。穿破之后,皆用神仙太乙膏贴之。若肿毒无脓,止有毒水流出,或脓少血多,用飞龙夺命丹,研碎些须,填太乙膏中,拔去毒水血脓后,单用太乙膏贴之;毒口难收,用红肉散掺之;肉黑者,用代刀散,以棉花絮微掺之,即变红色,贴膏自愈。

【主要症状】 肌肤痛疽,或者红肿热痛;或者白色不红,平肿不起;或者溃烂流脓、流血、流水。

【按语】 络脉受邪,痧毒内蕴,留滞于肌肉腠理之间,即成痈疽肿毒之证。如果属于阳证肿毒,则可表现为红肿热痛;如果属于阴证肿毒则可表现为白色不红,平肿不起;痧毒郁久,化腐成脓,外溃于肌表,则或流脓,或流血,或流水。

"痧变肿毒"的病证论述有两层意思,一是论述由于络脉受邪出现痧证,可以转化为肿毒的现象。有如古案例1:

【古案例1】 赵公琰,寒热头眩,心胸烦闷,刮痧而愈。肛门边发余毒出液成漏,为终身之疾。

【案例按】 寒热头眩,心胸烦闷,是由络脉受邪,闭阻不通而引起的肌肤痧证表现。所以只是使用刮痧治法就收到了很好的效果。只可惜郁毒未尽,成为终生的肛瘘疾患。因此,刮痧术之后,积极内服中药清理余毒是非常重要的一个环节,不可轻易

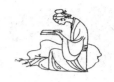

放弃。

二是专门论述由络脉受邪,闭阻不通而引起"肿毒"病证。这里所讨论的"肿毒"是外科最常见的痈疽肿毒病证。郭氏以"肿毒"一词代之。根据中医外科学,本病分为阳证、阴证、半阴半阳证。治疗都必须遵循辨证施治的原则。治疗手段有内服汤药、外敷药膏或药散,以及手术引流等治法。郭氏在这里更独具慧眼地认识到了肿毒病证中存在着络脉受邪的瘀毒内蕴的病理改变。因此采用了积极的刺络泻邪的放痧与刮痧外治法。从而收到很好的临床效果。有如古案例2:

【古案例2】 苏成中长子,暑月吐泻,腹中绞痛,刮痧痛止,两臂红肿且痒。求余一方,用香薷饮一剂而痊。

【案例按】 本案例使用刮痧术是在治疗夏月吐泻腹痛的痧证,治疗对症所以收到了"刮痧痛止"的效果。尔后所变生的两臂红肿且痒的病证,是由于夏月感受暑热病邪没有全部消退所致,所以再用香薷饮清泻暑热余邪,一剂而痊。再一次说明刮痧术后,积极地清理余邪郁毒、辨证用药的重要性。

笔者在临床中,对于外科疮疡的治疗,特别是对于顽固性的痤疮治疗,甚至弥漫性的湿疹等,只要发现有痧筋存在,则配合刮痧术或放痧术,都收到了很好的效果。

笔者在2008年1月2日到2008年5月6日间,治疗了一位全身性的弥漫性湿疹并疮疡流血、流水的病人。病者除去头面没有疮疹样改变外,其余全身都有密集的疮疹和搔抓后的血迹征象。病人为女性,年龄为60岁,在年轻时候就长期熬夜,到老睡眠每夜也不足4小时,时常通夜失眠。而且饮食也喜欢厚味食品。发病前就是到西安旅游吃了牛羊肉。笔者开始发现病人腿弯及胸部有明显的青筋样的痧筋表现,断定湿热郁毒证候,而

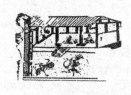

且有络脉受邪,闭塞瘀阻的痧证存在。给予放痧术治疗,重点刺激腿弯青筋,放出紫黑乌血,并且在十指井穴放血。同时配合内服荆芥汤、龙胆泻肝汤、泻黄散等。起初有一定效果,但是病证一直有反复。之后将外治法改为梅花针放血,配合解毒活血透络中药外洗。先在痒疹密集区域进行敲击,放出局部紫黑色血,再用外洗中药,一周之后,痒疹明显得到控制。在严格忌口、杜绝了一切辛辣厚味及一切发物的情况下,到笔者著书时间为止,病人痒疹基本告愈。特别是睡眠也得到了很大的改善,现在睡眠每夜都在 6 小时以上,基本没有再出现失眠情况。

这则案例最有特点的治法就是梅花针放血。梅花针放血既有放痧术的排出毒血的特征,也有浅表的、大面积刺激皮肤络脉的刮痧术特征。同时配合了相应的解毒活血透络的内服药和外洗药。综合性的治法与复杂的病证相吻合,因此收到了比较理想的效果。

二十二、遍身肿胀痧

【原文】 痧者,暑热时疫恶毒之气,攻于里则为痰喘,为血痧,昏迷沉重,不省人事。若元气壮实,内不受邪,不入于里,即散其毒于肌肤血肉之表,为肿、为胀。若误饮热汤热酒,便成大害。此痧之暗者,宜从脉异处辨之。

【主要症状】 周身皮肤发肿、发胀。若饮热烫热酒等燥性食品,则可使肿胀症状加重,或者出现痧毒内盛的症状。

【按语】 本证多是由于暑热时疫恶毒之气,导致络脉受邪,闭塞不通,形成痧证。而病者体质壮实,内不受邪。痧毒不入于里,则散毒于肌肤血肉之表,而表现周身皮肤肌肉的发肿、发胀症状。郭氏认为:"夫痧者,热毒也",所以痧证每每因为误饮热

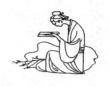

汤热酒而加重。

遍身发肿发胀,是临床上常见的一个症状。中医多从湿痹、水肿等进行辨证治疗。用药多以疏风除湿、温阳利水为治疗大法。如果确系风湿闭阻、阳虚水泛之证,效果当然理想,但是此时遍身肿胀是因为络脉受邪、闭阻不通而形成的痧证。服用温热性的药物,或者"误饮热汤热酒"就会造成有各种意想不到的病证。而在临床上,遍身肿胀痧的痧证表现往往被医生忽视。所以郭氏提醒"此痧之暗者,宜从脉异处辨之。"

【古案例】 余邻许姓者,有子四岁,头面胸腹,手足遍身,俱肿胀红色,头汗如珠不绝。求余诊视。两关两尺,皆洪大滑实,两寸厥厥动摇,此伤食之痧,感于脾经,故遍身肌肉肿胀。及看其痧筋不现,刮痧不起,此因误饮热汤,痧气内攻,壅塞冲心,故遍身作肿作胀。惟冲心,心脏不受其害,故上干头面,化而为汗,出之如珠,皆心液也。用紫朴汤加大黄丸,微冷饮之,胀消汗止而愈。

【案例按】 本案例表现出遍身肿胀和头汗如珠两方面的症状,一方面是因为饮食积滞、络脉受邪、闭阻不通,痧毒散于肌肤血肉之表,所以出现了"头面胸腹、手足遍身,俱肿胀红色"的症状。另一方面因为痧气内攻,逼迫汗液从头面而出,所以有头汗如珠的症状。总之病位重点偏重于肌表。郭氏从"两关两尺,皆洪大滑实,两寸厥厥动摇"中判定痧证,积极使用刮痧术,使病邪从络脉排出后,再使用紫朴汤加大黄丸直接荡涤肠胃秽浊之邪,就达到了"胀消汗止而愈"的效果。

笔者曾经遇到这样一个病人,周身肿胀强痛,尤以四肢肿胀疼痛发麻突出。病起于3年前的隆冬季节做卵巢囊肿切除术,紧接着连续熬夜做洗车工作。起初双手发冷发麻,继而肿胀疼

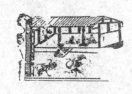

痛遍及全身。并且逐渐出现皮肤发暗发紫,一或潮红,逐渐消瘦。经过多方治疗,始终不能痊愈。就诊时除了上述症状外,还有头部昏闷胀痛、疲倦心烦、腹部胀闷、大便欠畅。检查腿弯发现明显青筋。当即实施放痧术。当刺破腿弯显露的青筋时,一股乌黑紫红血液喷射而出,打湿床单。治疗之后,病人当即感觉头脑昏沉明显减轻,周身轻松,继而给予荆芥汤加减,荡涤肠胃积滞,疏通经络气机,缓缓调理而愈。此案例遍身肿胀发现痧筋,所以从血肉痧着眼治疗,而获得理想效果。兹作为郭氏用刮痧术治疗遍身肿胀痧案例的补充。

二十三、蛔结痧

【原文】 痧毒攻胃,故蛔死入于大肠,与宿粪相结,腹中大痛,是为蛔结。

【主要症状】 腹中大痛,大便干结。用泻下药后排出蛔虫。

【按语】 络脉受邪,闭塞不通,郁火化毒。痧毒内攻,闭阻肠胃,可以导致死蛔内结大肠;并且,死蛔与宿粪相结故而大便干结不通导致腹中大痛。

蛔结是因为蛔虫和粪便相结,阻塞肠胃导致肠胃气机不通而出现腹中大痛的一种病证。现在临床虽然少见这种病证,但是它的确是一种与痧证相关的病证。因为蛔虫秽浊瘀塞络脉,络脉闭阻,痧毒必然内结而生。因此放痧术和刮痧术应该为其首选。首先排解络脉病邪,然后使用汤药荡涤蛔虫粪结,方能彻底治愈蛔结及其痧证。

【古案例】 朱子佩女,痧发痛极,头汗如雨。延余诊之。脉芤而洪实,放痧不出,刮痧不起。用细辛大黄丸微冷服,又用荆芥银花汤稍冷服。又三日,痧筋乃现,放之。服药如前,腹痛不

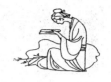

止至十九日,日用药加大黄,大便下死蛔三条,结粪亦下,痛尤不止,又现痧筋,放之,服前药,乃愈。

【案例按】 本案例腹痛以极,头汗如雨,根据脉象"芤而洪实"怀疑其痛为络脉受邪产生痧毒所致。所以施以放痧术和刮痧术。但是"放痧不出,刮痧不起",因而施以细辛大黄丸和荆芥银花汤,一方面荡涤肠胃积滞,另一方面以理气活血并配合透解络脉毒邪的细辛、荆芥等药。3天之后"痧筋乃现"。施以放痧术,并在第19天后加重大黄用量,终于排解肠中所结的蛔虫和粪便。但是腹痛尚未停止,而此时"又现痧筋",说明尚有络脉受邪、闭塞瘀阻的痧证存在,所以再次使用放痧术,并配合药物治疗,最后使瘀塞于肠胃及其络脉中的余邪退尽,治愈了蛔结痧。

刮痧术和放痧术具有验证和治疗痧证的功能。当出现可疑痧证的脉象时,可以当即使用刮痧术和放痧术。如果确实存在络脉受邪,闭塞不通的痧证存在,刮痧术和放痧术可以积极起到排解络脉病邪的治疗作用。而这则案例却给我们以下重要启示,如果表现为"放痧不出,刮痧不起"的状况时,如本案例则使用细辛大黄丸和荆芥银花汤,不仅用以荡涤府气,通导肠胃,治疗肠胃积滞的病证,并且借以散痧毒。在此,须对细辛、荆芥的功效加以更深层地认识。众所周知,细辛、荆芥都为解表之剂,而且细辛之温热性能不逊于麻黄、桂枝。郭氏在通府泻下药中配用细辛,于理气活血凉血药中配用荆芥,其意义绝不是解表。郭氏在《痧胀玉衡》的《药性便览》中这样评价细辛和荆芥:"细辛透窍,破血,散痧之要药也。""荆芥透肌解表,散痧毒。痧筋隐隐不发者,非此不现。"郭氏在本案例的方药选用上,配合了这两样药物,确实达到了活血通络,透解痧毒的目的。在用药之后,"痧筋"重复出现两次,使得医者有了两次实施放痧术的机会,使病邪从络脉得到透解,再服前药乃愈。这是郭氏留给我们的宝

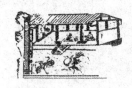
贵经验。

二十四、吐蛔泻蛔痧

【原文】 痧毒入胃,胃必热胀。热胀之极,蛔不能存,因而上涌,乘吐而出;或蛔结腹痛,不大便;或蛔入大肠,由大便而出。与伤寒吐蛔,伏阴在内者不同,治宜清其痧胀为主。

【主要症状】 腹部胀痛,吐蛔泻蛔。

【按语】 络脉受邪,内蕴痧毒。痧毒入胃,气机闭阻,故而胃脘腹部胀满疼痛。痧毒内攻,气机逆上,故而呕吐,并且影响蛔虫也随之上逆而吐出。如果不吐不泻,大便不行,则必有蛔结之变;如果痧毒内攻大肠,蛔虫也随之入于大肠,而且可以随大便而泻出。

本病证与伤寒吐蛔不同点在于,伤寒是伏阴在内,病在厥阴,主要影响的是气分,使用乌梅丸就是对症之法。而本病证病变部位主要在中焦肠胃之间,影响的是血络,所以必须使用刮痧术和放痧术,并且配合药物消除肠间虫积食滞才是根本治法。

【古案例】 沈存原痧胀,吐不止。延余。脉洪而紧,刮痧讫,用药加熟大黄一钱,微冷饮之,吐止胀消。后二日复痧胀,吐蛔一条,脉复洪紧,更用熟大黄一钱,微冷饮之,痧退而安。

【案例按】 病人起初表现为"吐不止","脉洪而紧",是络脉受邪,闭阻不通的痧胀表现,所以郭氏积极施以刮痧术,刺络泻邪之后,再用消导之剂,获得了"吐止胀消"的效果。之后两日又出现了痧胀的症状,并且吐出蛔虫一条。而且脉象再一次出现洪紧象,据此郭氏积极通导肠道,更用熟大黄一钱。终于获得了"痧退而安"的效果。

根据本案例记载,病证可以分为两个阶段。这两个阶段中,

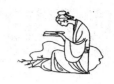

其病机证候都是络脉受邪,闭塞不通,气机上逆。只是第一个阶段病证以呕吐不止为主;第二个阶段病证以吐出蛔虫为主。在第一个阶段,通过刮痧和药物治疗,达到了消除痧证的效果,但是并没有消掉形成痧证的原因——蛔虫,因此在第二阶段出现"后二日复痧胀,吐蛔一条",蛔虫病因一除,再一次使用熟大黄就获得了"痧退而安"圆满效果。因此本案例获得效果的突破口在于吐出了蛔虫。蛔虫病为杂病,因此有时治疗有如蛔虫一类的杂病,也是治疗痧证的关键。

　　笔者感觉到,杂病之于痧证,存在着标本转换问题。有时可能以痧证为本,有时可能以杂病为本,不可固执定论,必须在临证时权衡把握,临机应变。笔者在近三十年的中医临床工作中,随时铭记恩师王文雄的教诲"临阵之时总要审时度势,知常达变"获益良多。

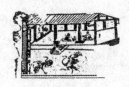

第二章 现代案例介绍

笔者从1997年在成都市第一人民医院创建经络刮痧治疗专科到现在,一直重视刮痧术的中医临床实践。而且在实践中积累了大量的中医刮痧术的案例资料。特别是2006年6月26日,成都中医名医馆为笔者建立了电子医生工作站后,收集的病例资料更加翔实。据2006年6月到2008年3月的不完全数据统计,共建立了991个电子病例。其中经过刮痧的人数有477人;总共刮痧人次为690人次。其中一年多的时间里,使用一次刮痧术的病人有364人;一次以上的病人一共有113人。接受刮痧术治疗次数最多的一位,是一名经过了11次刮痧术治疗的病人,而重复刮痧术治疗最多的病人,是接受二次刮痧术治疗的病人,一年多中一共有70人。

随着时间的推移,电子病例人数已经进入千位数。经过刮痧术治疗的人次还在不断的增加。这充分说明,刮痧术只要在中医辨证施治的前提下,在临床上是大有作为的。笔者在本章中,将近年来常见的一些刮痧治疗的病种进行归类,并且附上一些有特色的案例介绍于后,希望能够对临床医生有所借鉴。并使从事民间疗法工作的人们知晓在中医理论指导下的中医刮痧术的应用情况。

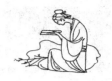

第一节　反复咳嗽类案例

这类案例有如郭氏所论述的"伤风咳嗽痧"、"咳嗽呕哕痧"。多是由于外感之后,误治或者饮食将息失宜,以致饮食秽浊,或者痰浊湿热之邪,闭塞肺络,形成缠绵不愈的咳嗽病证。此类病证应该遵循郭氏诊治痧证的方法,认真辨认痧证的脉象、痧筋等体征,仔细询问病史。当确认确系肺络受邪的痧证存在时,则当积极施以刮痧术,浅表刺激皮肤络脉,排解络脉病邪,再进一步根据辨证所得,给以疏风、宣肺、清热、化痰、消积、化浊等治疗,均能收到满意的效果。

案例一

卢××,男,52 岁,病历卡号:9902029。

2006 - 12 - 06,背心怕冷,冷则咳嗽反复发作 30 年。

30 年前淋雨卧湿地,背部受凉后感冒。之后背心冷则咳嗽反复不断。现在背心冷、咳嗽、胸部、剑突部位发痒,吐痰色白,背心发冷的同时肩背也发冷,容易出汗,背部汗水如油状,口干苦,饮水多,夏日喜欢冷饮,冬日喜欢热饮,小便早上黄,气味重,头部昏闷,周身强软,脉濡略数,重按力少,舌红,边有齿痕,苔白薄。平时喜欢吃肥肉、红烧肉及辛辣之品。

有阳痿,早泄病史。

【诊断】　肺气闭郁,络脉受邪;肾气虚。

【治法】　先开肺气,后补肾气。开肺气以清化痰热、宣降肺气为主。并且以刮痧术刺络泻邪为先。

【施术】　刮痧治疗:痧出量多,深紫黑色,成斑成团。治疗后皮肤灼热、冷感全消,胸部出气爽快,周身轻松。

【处方】 麻杏石甘汤和小陷胸汤。

麻黄12克,石膏45克,瓜蒌壳30克,瓜蒌仁30克,法半夏15克,黄连5克,莱菔子30克,桔梗10克,枳壳12克,甘草12克,苦杏仁15克,生姜30克(自加)。

2006－12－27 二诊:外治和服药之后,怕冷咳嗽现象基本消失,背强痛减轻,只是在昨日上网一天,脚部受凉,今天咳嗽较明显,周身仍然较困重。但是胸部痒闷感觉减少,口干减少,痰少,早起小便黄,仍然气味重,出汗减少,油腻现象不突出,阳痿早泄现象有所缓解。脉濡,略数,舌红,有齿痕,苔薄润。

【诊断】 肺气闭郁,肺络余邪。

【治法】 继续以祛邪为主,并以刮痧术刺络泻邪为先。

【施术】 刮痧治疗:痧出量较多,明显比上次痧量减少,颜色深红,明显没有上次紫暗。治疗后皮肤灼热、胸闷减轻,周身轻松。

【处方】 麻杏石甘汤和栀子豉汤。

麻黄12克,石膏36克,淡豆豉25克,栀子12克,瓜蒌壳25克,瓜蒌仁25克,桔梗10克,法半夏15克,枳壳12克,莱菔子30克,苦杏仁15克,甘草15克,生姜30克(自加)。

2007－01－24 三诊:外治和服药后,上症很快缓解。上周由于吃了些燥性食品,在周日上网受凉又有感冒现象出现,但是只是咳嗽、胸部发痒、咯痰不利、气紧,没有背心冷强痛等感觉,口干苦、咽喉干涩、夜晚咳嗽明显、小便黄气味重、无汗水、喜欢饮冷水、头昏。脉濡,左部沉紧,舌红,苔薄润。

【诊断】 肺气闭郁。

【治法】 宣肺理气。

【处方】 麻杏石甘汤加味。

在2007年5月病人又来复诊。告知,经过治疗之后,感冒

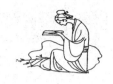

现象基本消失。现在偶尔有梦遗、睡眠较差、耳鸣、早泄、汗多、稍动则身热大汗、口干、早起口干腻、小便略黄。脉细，右脉重按力少，舌红，苔薄润。辨证为外证已去，肾气不足。给予四逆汤和封髓丹加减治疗善后。

【按语】 笔者从该病人30多年的咳嗽病史中，窥探到了病人"平时喜欢吃肥肉、红烧肉及辛辣之品"。这些食品是最容易滋生痰湿积热的因素。同时，病人目前虽然怕冷容易出汗，但是所出汗水多为油腻状，而且就诊时病人小便黄，并且咳嗽胸部剑突部位发痒。是典型的湿热内壅，肺气闭郁征象，有络脉受邪的可能性。病人又具备头部昏闷和周身困倦的肌肤瘀的征象，因此虽然病人目前有舌淡，齿痕明显，足冷的阳气不足的表现，还是给予大胆地开解肺气。病人共就诊3次，其中刮痧两次。每次刮痧术后，均排出了红色或紫黑的痧疹，而且感觉周身轻松。是通过浅表络脉刺激后，络脉病邪被排出体外的佳兆。同时所出痧疹，也进一步证明了络脉受邪的瘀证存在。之后连续给以麻杏石甘汤加味治疗。使得肺气得开，痰浊湿热被排解，获得很好的效果。待到病邪排尽，4个月后给以扶助肾气的四逆汤加味，补充元气，这是治疗本病的根本所在。

案例二

陈××，女，69岁，卡号9902713。

2008－02－01 咳嗽胸闷1月多，加重1周。

一月前食鸡肉、鸡汤引起咯痰、咯血，经过西医消炎治疗，咯血停止，但是一周前吃腊肉之后咳嗽加重。现胸闷气紧、痰多色黄、咽喉干涩发痒、胸胁闷塞、背部胀痛、头脑昏闷、怕风、口干苦、喜饮水、喜欢冷食，大便不畅，小便黄，气味重。脉细濡，舌红，苔黄厚腻。

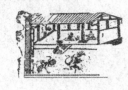
【诊断】 肺气闭郁,胆肺郁热。

【治法】 宣肺解郁,清化和解,并以刮痧术刺络泻邪为先。

【施术】 刮痧治疗:痧出量多,颜色深红而暗。治疗后皮肤灼热、胸胁闷塞感有所减轻,周身轻松。

【处方】 麻杏石甘汤和小柴胡汤。

苦杏仁 15 克,甘草 15 克,麻黄 15 克,苍耳子 12 克,连翘 25 克,郁金 20 克,莱菔子 30 克,法半夏 15 克,柴胡 18 克,黄芩 15 克,川射干 15 克,瓜蒌仁 30 克,瓜蒌壳 30 克,荆芥 20 克,石膏 45 克,青黛 15 克。

2008 - 02 - 20 二诊:刮痧和服药之后,咳嗽胸闷明显消失,咯血消失,周身轻松。之后由于饮食不慎,又导致咳嗽咯血反复。再一次给予刮痧术,配合麻杏石甘汤加味而获愈。嘱其一定严格忌口,控制咳嗽胸闷病证的发作。

【按语】 病者所表现的咳嗽胸闷症状,与食腊肉和喝鸡汤有关。是因为食腊肉和喝鸡汤能够促使痰浊内生,肺气闭郁现象加重。肺气闭郁日久,可以导致络脉受邪,闭阻不通的痧证出现。而且病人除了咳嗽胸闷的症状外,还有"背部胀痛"、"头脑昏闷"的肌肤痧象。综合分析认为病人伴随有络脉受邪的肌肤痧。所以当即施以刮痧术,当深红而暗的痧疹出现后,不仅缓解了肺气闭郁的状态,更使络脉邪气从皮肤络脉直接排出体外,为所使用的开解肺气的中药发挥了更好的治疗作用,获得了理想的效果。

案例三

李××,男,5 岁,病历卡号:9902271。

2007 - 06 - 13,反复咳嗽 3 周多。

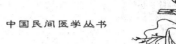

长期反复感冒，1月前家人给服人参黄芪党参等补益药，3周前开始出现咳嗽。现咳嗽，痰吐不利，饮食减少，夜晚睡眠时背部一冷则咳嗽。脉濡，舌红，苔薄润。

额头青筋显露，背部有细小青筋，腿弯有青筋。

【诊断】 肺气闭郁。

【治法】 宣肺解郁，并以刮痧术刺络泻邪为先。

【施术】 刮痧治疗：先以手法理脊，待背部皮肤潮红时，再行刮痧治疗。痧出量多，颜色深红。刮痧后，自觉舒服。同时教其母亲回家后，每夜为其做理脊疗法。并忌服一切补益之剂和燥性食品。

【处方】 宣肺解郁汤。

瓜蒌壳 20 克，瓜蒌仁 20 克，炙麻绒 6 克，连翘 15 克，射干 15 克，莱菔子 30 克，青黛 10 克（布包煎），杏仁 15 克，浙贝母 12 克，荆芥 20 克，甘草 12 克，桔梗 10 克，枳壳 12 克。

2007 - 06 - 18，二诊：咳嗽明显减轻，现在饮食减少。口腔异味，大便不畅，容易打嗝。脉细濡，舌红，苔薄黄略腻。

【诊断】 脾胃伏火。

【治法】 调理脾胃，宣泄伏火。

【处方】 泻黄散。

藿香 12 克，连翘 15 克，栀子 12 克，荆芥 15 克，防风 12 克，葛根 20 克，厚朴 15 克，炒山楂 15 克，桔梗 10 克，枳壳 12 克，莱菔子 30 克，陈皮 12 克，黄连 3 克，甘草 3 克，瓜蒌壳 20 克。3副。

2007 - 07 - 03，三诊：服药之后，症状消失，最近一周出现稠涕，自服鼻渊舒等，鼻涕症状没有告愈，并且有咳嗽现象。口腔略有异味，大便两日未解。脉细濡，舌红，苔黄略腻。

额头仍然有青筋。

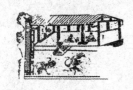

【诊断】 肺热鼻渊。

【治法】 清宣肺热,并以放痧术刺络泻邪为先。

【施术】 放血治疗:两手商阳放血,紫红乌血约两个棉签头。

【处方】 泻白散和苍耳子散。

桑白皮 12 克,桔梗 10 克,枳壳 12 克,苍耳子 12 克,白芷 15 克,辛夷 10 克,青黛 10 克(布包煎),射干 12 克,瓜蒌壳 20 克,瓜蒌仁 15 克,莱菔子 30 克,连翘 15 克,薄荷 10 克,黄芩 12 克。2 副。

2007 - 07 - 13,四诊:放血和服药之后,鼻涕基本消失,只是早起有喷嚏,饮食较差,脉细濡,舌红,苔薄。两侧额头有青筋,鼻梁、鼻唇皮肤略有发青。

【诊断】 脾胃伏火。

【治法】 调理脾胃,宣泄伏火。

【处方】 泻黄散。

2007 年 8 月 29 日电话回访:其母亲称,最近身体情况良好,近月来没有出现感冒咳嗽情况。理脊操仍然在坚持做。嘱咐其特别重视小儿的饮食情况,少吃零食及其燥性食品。

【按语】 患儿三周来的咳嗽,与误食补益之剂有关。本来咳嗽属于外感,只要能够顺势排解则可以收到很好效果。可惜未能引起重视,而误以补中益气之法,使痰浊湿热闭塞肺气。笔者从患儿额头、背部、腿弯青筋感受到了有络脉受邪的征象,认为是肺络受邪表现。所以毫不犹豫地施以刮痧术和放痧术,待到络脉病邪以出痧和出血的形式排解之后,再施以宣解输达的宣肺解郁汤、泻白散、苍耳子散等加减,获得了理想的效果,最后施以调理肺脾之法,并且嘱其饮食忌口,而收痊功。

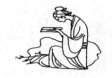

案例四

黄×,女 42 岁,病历卡号:9902788。

2008 – 03 – 25,咳嗽痰鸣一个月。

春节前感冒,引起咳嗽,又吃腊肉香肠,以致痰鸣咳嗽不断,现咳嗽气紧、胸部略闷、咳痰不利、口干、饮水多,脉濡,舌红苔黄润略腻。

【诊断】 胆肺郁热,肺气不利。

【治法】 宣肺解郁,清化和解,并以刮痧术刺络泻邪为先。

【施术】 刮痧治疗:痧出量多,颜色暗红。治疗后,皮肤略热、胸部闷塞有所减轻,周身轻松。

【处方】 麻杏石甘汤加减。

瓜蒌壳 30 克,麻黄 10 克,石膏 30 克,桔梗 10 克,枳壳 12 克,柴胡 15 克,黄芩 12 克,青黛 15 克,苦杏仁 15 克,川射干 15 克,莱菔子 30 克,连翘 15 克,荆芥 20 克,甘草 12 克。

2008 – 03 – 31 二诊:刮痧和服药之后,咳嗽痰鸣、头身疼痛均明显减轻,只是在周六吃火锅后,咳嗽明显反复,现咳嗽痰鸣、咽喉干痒、头部隐痛、口干,大便干结,2 日 1 次。脉濡略数,舌红,苔黄润腻。

【诊断】 肺气闭郁。

【治法】 开解肺气,并以放痧术刺络泻邪为先。

【施术】 放血治疗:双侧少商、商阳、关冲放血,排出乌红血液,量较多。

【处方】 麻杏石甘汤加减。

瓜蒌壳 30 克,麻黄 10 克,石膏 30 克,桑白皮 12 克,炒山楂 20 克,桔梗 10 克,枳壳 12 克,柴胡 18 克,法半夏 15 克,黄芩 15 克,青黛 15 克,苦杏仁 15 克,川射干 15 克,莱菔子 30 克,连翘

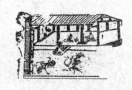
15 克,荆芥 20 克,甘草 12 克。

2008 - 04 - 14 三诊:放血和服药之后,症状减轻,基本没有咳嗽、痰鸣,但是一周前又吃火锅和鸡汤,咳嗽痰鸣又有反复,现最突出的症状是咳嗽,甚则想吐,喉中痰响,痰色发黄,大便不畅。脉濡数,舌红,苔黄,根部略腻。

【诊断】 肺气闭郁。

【治法】 开解肺气。

【处方】 麻杏石甘汤。

瓜蒌壳 30 克,瓜蒌仁 30 克,麻黄 10 克,石膏 30 克,桔梗 10 克,枳壳 12 克,柴胡 18 克,法半夏 15 克,黄芩 15 克,青黛 15 克,苦杏仁 15 克,川射干 15 克,浙贝母 20 克,莱菔子 30 克,连翘 15 克,甘草 12 克。

2008 - 04 - 30 又来复诊,自称诸症明显减轻。给予清化痰热法善后。并再三强调注意忌口,尤其不要食用火锅、腊肉,及辛辣厚味食品。无奈在 2008 年 5 月又吃火锅、腊肉以致咳嗽又一次反复。

【按语】 这则案例从 2008 年 3 月 25 日到 5 月上旬,一个多月的时间里连续反复咳嗽 4 次,虽然每次刮痧、放血、服药都有相当好的效果,但是病人所反应的每次咳嗽反复与饮食腊肉、香肠、火锅、鸡肉等辛辣燥性食物有关的记录,显得更有意义。因为它从反面提示临床医生在处治络脉受邪,肺气闭郁的咳嗽病人时,一定要重视告诫病人饮食忌口。如果此类病证不忌口,有如郭氏所说的"误饮热汤热酒"可使络脉受邪的痧证加重,甚或缠绵不愈而成"慢痧"之证,更使咳嗽病证也得不到有效治疗。

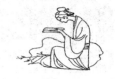

第二节　反复感冒类案例

感冒本属小病,常常见到体质健壮的年轻人不服用任何药物,只是多饮水,或者睡上一觉,出一身汗后,则自动告愈。但是感冒之后如果饮食失宜,比如食用辛辣燥物、油腻厚味,或者误食补养药物,或者熬夜失眠,或者久病体虚等等,都可以使简单的感冒病证加重,或者缠绵不愈。病人平时往往表现为怕冷,容易感冒,或者接触一般的感冒病人,也会被传染而患上感冒。分析原因主要有两个方面:一是体质虚弱,卫外不顾,外邪很容易侵袭人体而形成感冒病证。这种现象有如城池的防御体系薄弱,外敌容易入侵。此时病人往往表现出怕冷易汗、人倦、短气、肢寒等气虚阳虚的证候。二是体内积有湿热秽浊,招引外邪而诱发感冒病证。这种现象有如城池防御体系尚强,但是城池之内藏有内奸,容易引领外敌侵入城池。此时病人多表现为咽喉干涩、疼痛、鼻塞、头痛、身痛等湿热闭阻,风热上扰的证候。对于第一种引起反复感冒的证候的治疗大法应该是扶正补阳补气为主。应该禁用或者慎用刮痧术和放痧术等刺络泻邪的治法。而对于第二种引起反复感冒的证候的治疗大法,应该是以祛邪为主,如果有络脉受邪的、闭阻不通的痧证存在,则应该积极施以刮痧术和放痧术,直接排解络脉病邪,往往会收到事半功倍的效果。此时任何补剂都须禁用。

案例五

汪×,男,50岁,病历卡号:9902237。

2007－05－17,经常反复感冒怕冷2年多。

十多年前开始得甲亢病,经过治疗甲亢病证基本得到控制。

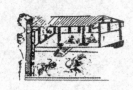
但是体质状况下降。2 年前开始容易感冒,现在每遇风冷即有喷嚏、清涕,比较怕冷,头昏,短气,周身强痛,下身潮湿,容易疲倦,口干,小便黄,胃脘胀满,呃气。脉细弦,舌红,苔薄黄润略腻。

查体:两腿弯青筋显露。

【诊断】 肾阳不足,湿热中阻。

【治法】 先去湿热,后扶肾阳。去湿热以清热除湿、理气和中为主。并以刮痧术和放痧术刺络泻邪为先。

【施术】 刮痧治疗:痧出量多,颜色深红。治疗后,皮肤发热、头昏身强减轻,周身轻松。放血治疗:两腿弯青筋紫筋上放血,血量多,略有四五根棉签头。放血之后,腰背特别感觉轻松。

【处方】 栀子厚朴汤。

栀子 15 克,厚朴 25 克,枳壳 15 克,柴胡 18 克,法半夏 15克,黄芩 15 克,郁金 20 克,藿香 12 克,茵陈 20 克,莱菔子 30 克,陈皮 12 克,连翘 20 克,荆芥 20 克,炒山楂 25 克,槟榔 12 克。

2007 - 05 - 25 二诊:外治和服药之后,周身轻松,强痛、昏闷、胀满等明显减轻,现在睡眠时间较少、有梦、汗水多、牙龈疼痛、小便黄。脉弦大,重按无力,舌红,苔薄润。

【诊断】 中阳不运,湿热未尽。

【治法】 温运中阳,清化余热。

【处方】 苓桂术甘汤加味。

茯苓 30 克,苍术 15 克,黄柏 15 克,砂仁 10 克,龙骨 30 克,牡蛎 30 克,炒山楂 30 克,豆卷 30 克,桂枝 10 克,石菖蒲 25 克,炙甘草 15 克,厚朴 25 克,槟榔 12 克。

2007 - 06 - 05 三诊:服药之后,牙龈痛消失,睡眠较前安稳,时间增加。现在感觉两眼睑略干,小便黄,大便通畅,小腿在站久后发胀,其余症状基本消失。脉弦大重按无力,舌红,舌根苔黄腻。

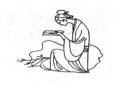

【诊断】 肾阳不足,湿热未尽。

【治法】 温养肾阳,清化余热。

【处方】 四逆汤和封髓丹。

附片 45 克(先熬去麻),黄柏 15 克,苍术 15 克,桂枝 10 克,茯苓 30 克,前仁 15 克,槟榔 12 克,炒山楂 25 克,莱菔子 30 克,薏苡仁 45 克,龙骨 30 克,牡蛎 30 克,石菖蒲 25 克,甘草 15 克。

在 2007 年三伏天中,病人前来接受三伏灸。自称:自从治疗以来一直没有感冒现象,只是偶尔咯痰较多。

【按语】 病人 2 年来在甲亢之后容易感冒,怕冷明显,是典型的阳气虚弱表现,但是在第一诊时,所表现的强痛、昏闷、胀闷症状,和腿弯所显露的青筋,证明有络脉受邪,闭阻不通的痧证征象。因此采取了首先刺络泻邪,通导肠胃,消除了湿热气滞的痧证状态,为进一步地扶助肾气恢复元气铺平了道路,终于获得了满意的效果。

下篇 刮痧案例介绍

案例六

陈××,男,42 岁,病历卡号:9902174。

2007 - 03 - 22,反复感冒近 20 年,头昏痛 5 年多。

在 1988 年得黄疸性肝炎,经过中西医治疗后肝炎告愈,但是体质下降,容易感冒。5 年前在一次感冒之后,出现头痛,之后头昏痛反复不愈、记忆力下降、听力下降、视物模糊。性功能下降、怕冷、手脚寒冷、口干苦、睡眠差、周身疲倦、强痛、脘腹胀满、小便黄。脉弦略缓,舌红,苔黄略腻。

查体:两委中青筋显露。

【诊断】 中阳不运,湿热中阻。

【治法】 先去湿热,后复中阳。去湿热以理气和中、清热除湿为主,并以刮痧术和放痧术刺络泻邪为先。

【施术】 刮痧治疗:痧出量多,颜色深红紫暗。治疗后,皮肤灼热、头昏闷减轻,腰背强痛减轻,周身轻松。放血疗法:两委中放血十余针,其中左委中穴青筋最显露的一针,紫暗血喷涌而出,打湿床单。其余数针,紫暗血量多,放血之后,周身感到轻松。

【处方】 栀子厚朴汤加减。

栀子15克,厚朴20克,枳壳15克,柴胡18克,法半夏15克,黄芩15克,藿香15克,茵陈25克,薏苡仁30克,炒山楂25克,槟榔12克,莱菔子30克,甘草12克。

2007-03-26 二诊:外治和服药之后,周身较前轻松,疼痛强痛减轻,睡眠较前安稳,精神增加,怕冷减少,现后脑热胀、胃脘压痛、左腹部时有痉挛、口干苦、饮食量少。脉弦略缓,舌红,苔薄黄润。

【诊断】 中阳不运。

【治法】 温运中阳,同时配合天灸法。

【处方】 苓桂术甘汤加味。

茯苓45克,炒白术12克,桂枝15克,黄柏15克,砂仁10克,肉桂5克,黄连5克,龙骨30克,牡蛎30克,炙甘草25克,炒山楂25克,石菖蒲20克,合欢皮30克。

【施术】 天灸:风池、风府、肩井穴。以药物发泡法灸之。

2007-04-09 三诊:服药和天灸之后,湿热证候基本告愈,3周来没有感冒现象出现。近日饮酒之后,胃脘胀痛较明显、口干腻、小便略黄、睡眠梦多。脉弦软缓,舌红,苔薄润。

【诊断】 中阳不运,湿热中阻。

【治法】 温运中阳,并再以刺络泻邪的刮痧术为先。

【施术】 刮痧治疗:痧出量多,颜色深红紫暗,皮肤灼热、头昏闷减轻,腰背强痛减轻,周身轻松。灸法,同前。

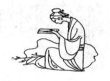

【处方】 苓桂术甘汤加味。

茯苓45克,炒白术12克,桂枝15克,黄柏15克,砂仁10克,槟榔15克,莱菔子30克,神曲15克,吴茱萸10克,黄连5克,炙甘草15克,炒山楂25克。

2007-05-08 四诊:近来由于饮食辛辣又饮酒,之后周身疲倦、头昏晕痛、饮食差、大便稀、腹部胀满、肠鸣口干苦。脉弦长,舌红,苔淡黄略腻。

【诊断】 湿热中阻,气机不利,伏火内扰。

【治法】 清化湿热,宣泄伏火,再以刮痧术和放痧术刺络泻邪为先。

【施术】 刮痧治疗:痧出量较多,颜色深红,皮肤灼热。放血治疗:两腿弯放血,血量较多,颜色紫红而暗。治疗之后,周身轻松。

【处方】 泻黄散。

藿香10克,连翘15克,栀子10克,防风20克,葛根30克,法半夏10克,黄芩10克,神曲15克,炒山楂20克,莱菔子30克,厚朴15克,薏苡仁30克,柴胡12克,荆芥20克,郁金12克,甘草3克。

2007-07-26 回访:经过治疗之后,最近两个多月来几乎没有感冒现象出现。而且头部疼痛基本没有发作。

【按语】 病人反应的中医证候,主要是中阳不运和湿热中阻两个方面。而病人在初诊时所表现的周身疲倦、强痛、脘腹胀满,同时腿弯青筋显露,明显有络脉受邪的痧证反应。因此,首先积极地施以刮痧术和放痧术,使络脉病邪很快得到排解。之后,重点使用苓桂术甘汤加减温运中阳,纠正脾运不足的体质,同时配合两次刺络泻邪的刮痧术,和通阳除湿的天灸法,使络脉余邪得到了排解,最终获得疗效。病人在第二诊之后的三次反

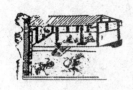

复,都与饮酒有关。完全是由于饮酒之后,滋生湿热,使络脉络脉再次瘀阻,最后反复告诫病人一定戒酒,并一定忌食辛辣厚味食品。将息两个多月感冒也没有复发。

案例七

黄××,女,49岁,卡号:9900207。

2006-08-08,反复感冒,经常咽喉黏痰、周身强痛、疲倦5年多。

在41岁前做过阑尾切除术,41岁时行子宫全切术,44岁时做胆结石摘除术,之后抵抗力明显下降。反复感冒,经常咽喉黏痰、周身强痛、疲倦。目前还有比较明显的怕冷、头昏、眠差、梦多、易惊醒、肩背腰强痛、大便不畅。脉细弱,舌红,苔薄黄润。

经常尿路感染,经常用西药消炎药治疗。

【诊断】 胸膈少阳积热。

【治法】 清透积热,和解少阳,并以刮痧术刺络泻邪为先。

【施术】 刮痧治疗:痧出鲜红,量多,融合成片。治疗后,周身轻松,强痛明显减轻,咽喉疼痛也减轻。

【处方】 小柴胡汤合栀子豉汤。

黄芩15克,法半夏15克,碧玉散30克,栀子12克,瓜蒌壳20克,瓜蒌仁25克,桔梗10克,淡豆豉15克,枳壳15克,茯苓30克,竹茹25克,粉葛30克,厚朴15克,柴胡18克。

2006-08-11二诊:复诊主述症状明显减轻,自觉周身强痛好转百分之七十。之后反复给以清理余邪、调理脾胃、扶助脾肾元气之法,体质得到改善,感冒现象明显减少。

【按语】 病人就诊时反映出来的多次手术的病史,经常尿路感染常服西医消炎药的情况,以及怕冷,而且容易反复感冒的现象,的确有元气不足的证候特征。但是从病人同时反映出来

左侧竖排:中国民间刮痧术

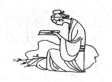

的头昏、肩背强痛、眠差梦多、大便不畅等症状,确实感觉有胸膈少阳积热,以及络脉受邪的肌肤痧证存在的可能。因此决定首先给予刺激皮肤浅表络脉的刮痧术,排出络脉病邪。当排出鲜红、多量的痧疹,患者就感觉周身轻松,强痛明显减轻,咽喉黏痰也减轻。所现痧疹也证明了对于当前痧证判断是正确的。施以刮痧术后,立即给以栀子豉汤和小柴胡汤加减,顺势透解出胸膈少阳积热,一次治疗就收到了应有的效果,使之后的扶助正气的方法能够顺利进行。

案例八

邹××,男,35岁,卡号:9902216。

2007-04-25,反复感冒3年多,经常容易头昏痛。

三年前开始,每到冬天容易感冒,开春之后感冒现象减轻,但是头部昏痛,经常发作,现左侧头痛、头部昏痛、背心怕冷、人倦、足冷、睡眠差、梦多、心烦。脉弦缓,舌红,苔黄腻。

查体:两腿弯青筋隐隐。

【诊断】 胸膈少阳积热。

【治法】 清透积热,和解少阳,并以刮痧术和放痧术刺络泻邪为先。

【施术】 刮痧治疗:痧出量多,颜色深紫红而暗。治疗后,皮肤灼热,头昏痛消失,周身轻松。放血治疗:两委中出血色紫暗红,血量一般,每个针眼出血两三滴,一侧腿弯放血两个棉签头,周身轻松,腰背没有强痛感觉。

【处方】 栀子豉汤和小柴胡汤。

桔梗10克,厚朴15克,柴胡18克,淡豆豉25克,栀子15克,法半夏15克,黄芩15克,粉葛30克,蔓荆子20克,藿香15克,茵陈30克,枳壳12克,薏苡仁30克,碧玉散30克,川射干

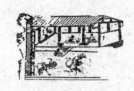

15 克,莱菔子 30 克。

2007 - 04 - 30 二诊反应,外治和服药之后,周身轻松,腰背强痛基本消失,没有感冒现象。

【按语】 病人所反应的每到冬天容易感冒,开春之后感冒现象减轻征象,是一个阳气不足的证候特点。但是目前病人的表现头部昏痛、青筋隐隐的现象,是有络脉的痧证表现。当为之刮痧,而看见痧疹和放痧术后见到紫暗色血时,则可以进一步验证确有痧证。所以继续投以栀子豉汤和小柴胡汤荡涤胸膈少阳积热,诊治一次即获得了治愈络脉受邪的痧证和防止反复感冒的效果。当然,排解络脉病邪之后,还有扶助阳气的工作,不能懈怠。

案例九

张××,女,65 岁,卡号:9902224。

2007 - 05 - 08,经常反复感冒,加重 3 年多。

从小容易感冒,2003 年开始感冒次数更多,几乎每月都有感冒。5 月 3 日开始又有感冒,现咳嗽胸闷、痰多色白、喉咙发痒、时有稠涕、口干苦、睡眠差、心烦躁。脉弦软,舌红,苔薄黄。

【诊断】 脾肾不足,胆肺郁热。

【治法】 先解郁热,后扶正气。解郁热以宣肺理气,清化和解为主,并以刮痧术刺络泻邪为先。

【施术】 刮痧治疗:痧出量多,颜色深红。治疗后,皮肤有热感,周身轻松。

【处方】 宣肺解郁汤。

瓜蒌壳 30 克,瓜蒌仁 15 克,桔梗 10 克,麻黄绒 6 克,川射干 15 克,僵蚕 12 克,郁金 15 克,京半夏 12 克,薏苡仁 30 克,青黛 15 克,莱菔子 30 克,甘草 10 克,苦杏仁 15 克,枳壳 12 克。

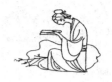

2007 - 05 - 25 二诊,病人在 5 月 17 日曾经来诊,自称在 5 月 8 日刮痧和服药治疗之后,感冒咳嗽现象明显减轻。当时只是感觉腰部胀痛较突出,耳心、鼻腔发痒。继而给予天灸大肠腧和腰阳关,并继续服用清理透解的中药。今日腰部胀痛也消失。耳心鼻腔发痒也明显减轻。现在最突出的症状是,时有鼻子发酸而流清涕,有时鼻涕倒渗到口腔感觉苦涩,白色涎涕,胸部略闷,时有咳嗽,大便欠畅,小便略黄,睡眠差。脉细弦略滑,舌红,苔薄润。

【诊断】 胸阳不振,痰浊未尽。

【治法】 化痰清热,宽胸通阳,再以刮痧术刺络泻邪为先。

【施术】 刮痧治疗:痧出量多,颜色深红。刮痧后周身轻松。

【处方】 小陷胸汤和桂枝去芍药汤。

瓜蒌壳45克,法半夏15克,黄连5克,桔梗10克,桂枝15克,竹茹25克,甘草15克,厚朴25克,荆芥20克,连翘15克,莱菔子30克,枳壳12克,瓜蒌仁45克。

2007 - 06 - 08,刮痧和服药之后,大便通畅,睡眠增加,鼻酸流涕、胸闷咳嗽诸多症状基本消失。这十多天来基本没有感冒现象。

【按语】 病人所经历的两次刮痧术,都反映出了直接排解皮肤络脉病邪,疏解闭阻状态的积极作用。使后面所用的宣肺解郁汤、小陷胸汤和桂枝去芍药汤很好地发挥了开解肺气、化解痰热的积极效果,在十多天里控制了感冒的重复发作。当然这还不够。之后所使用的扶助脾肾阳气方法,对纠正病人从小就有的脾肾虚弱的体质是十分重要的。

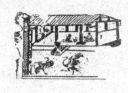

第三节　胃脘胀痛类案例

　　胃脘胀痛,也是中医临床常见的症状性疾病。其发生多与饮食没有规律,喜食辛辣厚味、生冷油腻,或者情志失调、气机不利和气机闭阻有关。当气机闭阻到一定的程度,可以影响到整个脾胃的运化功能,从而发生诸如湿阻、食滞、气滞等一系列的病理改变。如果病证进一步的发展,则可能出现侵及络脉形成络脉郁滞的瘀证反应。其主要表现除了病人时常的胃脘饱满胀痛外,还可以经常发现病人伴随有胸闷心烦、头部昏闷、困顿、口干苦腻,或者四肢沉重疼痛等络脉闭阻不通证候表现。因此,在临床对胃脘胀痛的诊治时,特别是对缠绵不愈的胃脘胀痛病人的诊治,应该注重对瘀证的诊断。应该仔细认真地了解病史,检查瘀筋,考察是否有怪异的不符合证候的瘀证脉象存在。当高度怀疑有瘀证时,则当首先使用刮痧术和放痧术,刺络泻邪,排解络脉病邪。一方面能够很快地消除明显的胃脘胀痛症状,同时所出痧疹也可以进一步地确认瘀证;另一方面更重要的是,刮痧术和放痧术的使用,排解了络脉病邪,给继续荡涤胃肠郁滞的湿阻、食积、气滞的方药扫清络脉闭阻的障碍。使除湿、导积、理气等方药的效果明显提高。还须注意的是,此时跟进的辨证方药,在消除胃肠积滞方面,具有非常重要的意义。消除胃肠积滞,不仅是消除导致病人最痛苦的胃脘胀痛症状的重要措施,更是避免由于肠胃积滞之邪再次侵入络脉形成瘀证的必不可少的手段。总之,这种内外结合,整体治疗的方法,杜绝了瘀证和胃肠积滞之间的恶性循环,能够提高治疗胃脘胀痛,特别是缠绵的胃脘胀痛的临床疗效。

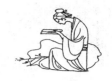

案例十

王×,女,39 岁,病历卡号:9902368。

2007 - 08 - 13,胃脘胀满,胸闷短气一周多。

一周前,由于饮食不慎引起腹泻,自服西药之后,腹泻止。但是胃脘饱满、胸部闷塞、短气人倦、口干苦、头昏、睡眠差。脉弦软,舌红,苔薄黄,

有慢性肠胃炎病史。平时容易感冒。

【诊断】 中气不足,湿热中阻。

【治法】 先祛湿热,后扶中气。祛湿热以辛开苦降、消食和中为主,并以刮痧术刺络泻邪为先。

【施术】 刮痧治疗:痧出量多,颜色深红。治疗后,皮肤发热、周身轻松。

【处方】 葛根芩连汤和小柴胡汤。

葛根 30 克,黄连 10 克,黄芩 12 克,柴胡 15 克,法半夏 12 克,厚朴 25 克,炒山楂 15 克,神曲 15 克,薏苡仁 30 克,荷叶 15 克,午时茶 2 个,甘草 12 克。

2007 - 08 - 16 二诊:外治和服药之后,诸症减轻,只是在昨天饮食较多后,感觉胸闷,短气较明显。人倦,怕冷,昨晚睡眠差,口苦。脉弦软,重按无力,舌红,苔薄润。

【诊断】 中阳不运。

【治法】 温运中阳。

【处方】 苓桂术甘汤。

茯苓 30 克,苍术 15 克,厚朴 25 克,槟榔 12 克,炒山楂 25 克,桂枝 15 克,黄柏 12 克,砂仁 10 克,大豆黄卷 30 克,蔓荆子 15 克,陈皮 15 克,炙甘草 20 克。

2007 - 08 - 24 来述,服上方后诸症告愈。而且注意饮食调

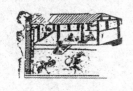

养,本周在家人感冒的情况下,自己也没有被传染。抵抗外邪的能力也得到提高。由于家住外地,要求带药回家继续服用。遂给予上方4副。同时嘱其注意饮食调养,避免饮食损伤肠胃。以巩固疗效。

【按语】 病人初诊时除了胃脘胀满的食滞气阻症状外,其胸闷短气、口干苦、人倦怠有如"暗痧"的表现引起笔者重视。故在判断为中气不足、湿热中阻的证候之后,首先施以刮痧术,使络脉病邪从浅表皮肤得到排解。使用葛根芩连汤和小柴胡汤之后,积滞于中焦的湿热之邪得到了有效排出,获得了诸症减轻的效果。虽然在第二诊时有饮食再次伤胃之虑,但是病势已缓。所以使用苓桂术甘汤加入诸多消食和胃之剂获得了理想的效果。

案例十一

孙××,女,56岁,卡号:9902406。

2007-09-04,反复四肢发胀强痛一年多,脘腹胀满半年多。

一年多来反复出现四肢强痛,甚则手僵硬,握物困难。半年前由于久处湿地,出现脘腹胀满,四肢强痛更加明显,最近出现口中甜腻,手心发黄。有中医医生认为是脾瘅证,用中药治疗,口中甜腻消失,但是脘腹胀满明显,饮食则加重,甚则腰部发胀。容易出汗、睡眠差、手心潮湿、背部发冷。脉细濡,舌红,苔淡黄腻。

查体:腿弯青筋隐现。

【诊断】 湿热中阻,络脉不通。

【治法】 清热除湿,理气通络,并以刮痧术刺络泻邪为先。

【施术】 刮痧治疗:痧出量多,颜色紫暗。治疗后,皮肤略热,周身强痛减轻。

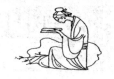

【处方】 栀子厚朴汤加减。

栀子15克,厚朴25克,柴胡18克,法半夏15克,黄芩15克,莱菔子30克,炒山楂25克,郁金20克,青皮12克,黄连5克,薏苡仁30克,甘草3克,陈皮15克,枳壳15克,槟榔15克。

2007-09-18 二诊:外治和服药之后,脘腹胀满、腰部胀痛明显减轻。之后给予反复地健脾除湿、理气和中之剂,不但胃脘胀满得到有效治疗,而且四肢发胀强痛也明显地得到改善。

【按语】 病人所反应的胃脘胀满症状,出现在四肢发胀强痛之湿痹之后。而且是在半年前久处湿地之后。显然与痹证日久,络脉不通,复感湿浊,导致肠胃气机不通有关。某中医医生认为是脾痹之证,按照清理脾胃湿热之剂治疗,没有积极地排解络脉病邪,口中甜腻虽然消失,但是胃脘胀满更加明显。当笔者发现腿弯隐现的青筋时,即刻断定为湿热中阻、络脉不通之证。施以刮痧术,排解了络脉病邪。不仅周身强痛减轻,更使栀子厚朴汤加味的汤剂发挥了很好的理气除湿消食的效果。胃脘胀满病证得到有效治疗。

当胃脘胀满改善之后,长时间的四肢肿胀强痛也得到有效治疗,这反应患者多年来的四肢肿胀强痛的湿痹证候与脾胃有密切关系。这种证候类似于郭氏所论述的“遍身肿胀痧”,因此,只有通过刺络治法,从络脉排解病邪,同时使脾胃功能恢复运化和传导功能,使元气充盛,真气通畅,不再滋生和感受湿浊之邪,这种湿痹证候才能够根本治愈。

案例十二

邓××,女,51岁,卡号:9902386。

2007-08-10,胃脘胀满痞塞一年。

十多年来,反复口腔溃疡,经常生气。去年由于生了大气之

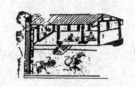
后出现胃脘胀满、痞塞、呃气频繁。经过中医治疗,效果不显,2007年7月,做胃镜检查,发现为慢性糜烂性胃炎、十二指肠糜烂。近一年来时常胃脘痞塞胀满,饮食则胀满突出,大便干结,3日一次,口干苦腻、饮食不香、呃气不断、矢气较多、心慌烦躁,于2007年8月10日来笔者处就诊,检查发现两腿弯青筋显露。从8月10日到9月5日进行3次放血治疗,并给以理气和胃、化湿消积中药治疗,胃脘胀满得到缓解,但是最近因为饮食不慎,胃脘胀满有所反复,时有肠鸣、呃气,舌体隐痛,睡眠差,大便每日一次。脉细弦,舌红,苔淡黄腻。

查体:腿弯青筋较前隐退。

【诊断】 中虚寒热互结。

【治法】 辛开苦降,理气和中,并以刮痧术刺络泻邪为先。

【施术】 刮痧治疗:痧出量多,颜色深红。治疗后,皮肤发热、周身轻松。

【处方】 生姜泻心汤。

南沙参20克,法半夏15克,干姜10克,黄芩10克,炒山楂25克,厚朴25克,神曲20克,郁金12克,炙甘草20克,竹茹25克,槟榔12克,黄连15克。

2007-09-14 二诊:刮痧和服药之后,诸症减轻,之后又给以辛开苦降之中药,调理中气,最后以调养脾胃之膏剂缓图收功。

【按语】 从病史中可以发现胃脘胀满的原因。一是情志不遂生气郁滞,另一个就是饮食不慎,食滞湿阻。这两个因素都可以导致中焦气滞、湿热瘀阻而发生胃脘胀满的症状。当2007年8月10日发现腿弯青筋后,断定其有络脉受邪,闭阻不通的痧证存在。因此通过积极地施以放痧术,配合中药荡涤中焦瘀滞的浊邪,气机通畅,胃脘胀满得到缓解。但是在9月份因为饮食不

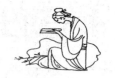

慎以致胃脘胀满反复,而且大便已经每日一次,青筋较前隐退,所以改用刮痧术,从浅表络脉再次排解络脉病邪。并且配合具有辛开苦降作用的生姜泻心汤加减,获得了很好的效果。最后以调养中气的膏剂收到了痊功。

第四节　头昏头痛类案例

头昏头痛在临床上多表现为肝热偏重、肝风上扰,因此多是以平肝清热之剂为治疗大法。按照中医内科学的观点,这类病人主要分为外感和内伤,或者虚实病证加以辨证治疗。而笔者在头昏头痛类的病证当中,体会到了有如郭氏在《痧胀玉衡》中所记述,因为络脉受邪、闭阻不通的"头眩偏痛痧"样的痧证存在。只要在临床上发现有缠绵不愈的头昏头痛症状,或者感受暑湿秽浊之邪,或者饮食厚味辛辣之品而出现了头昏头痛发作或者加重,笔者都要进一步检查病人的痧筋情况,仔细评脉以考察痧证的存在与否。如果发现有痧筋存在,并且有相应的病史资料支持,则可以怀疑为痧证。此时无论是外感和内伤,也不论是虚是实,统统以治痧为主。多是首先施以刮痧术和放痧术。一方面进一步验证痧证的诊断;另一方面也通过络脉刺激,排解络脉病邪,缓解因络脉闭阻而出现的头昏头痛症状,同时也为进一步的辨证治疗铺平了道路。

案例十三

林××,男,30岁,病历卡号:9902286。

2007-06-20,头晕反复发作十多年。

经常饮食燥性腌卤食品。从小就容易做噩梦,说梦话。头昏晕反复发作不愈,容易感冒,几乎每天下午都有头晕。现头昏

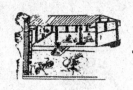

晕、胀痛,周身疲倦、欲呕、口干苦、心烦躁、皮肤痒疹如牛皮癣。脉弦细,舌红,苔薄润。

查体:腿弯青筋显露。

【诊断】 湿热郁毒,络脉不通。

【治法】 除湿解毒,活血通络,并以刮痧术和放痧术刺络泻邪为先。

【施术】 刮痧治疗:痧出量多,颜色深紫红。治疗后,皮肤灼热,周身轻松。放血治疗:两腿弯放血,血色暗红、量多,两商阳、关冲放血,紫红血色,量较多。治疗后周身轻松。

【处方】 荆芥汤加减。

荆芥25克,防风15克,陈皮15克,枳壳15克,厚朴15克,连翘15克,忍冬藤20克,炒山楂25克,栀子12克,红花10克,桃仁15克,郁金15克,莱菔子30克。

2007-07-03 二诊:外治和服药之后,头昏晕明显减轻,皮肤痒疹减少,没有感冒现象出现。睡眠明显增加,睡眠质量明显好转(已经没有梦话),只是昨天晚上熬夜之后,今日头部略昏,周身较轻松。口干,苦,脉弦大,舌红,苔薄润。

查体:仍然有明显的青筋。

【诊断】 湿热瘀阻,络脉不通。

【治法】 同前。并以放痧术刺络泻邪为先。

【施术】 放血治疗,同前。

【处方】 荆芥汤加减。

荆芥25克,防风15克,陈皮15克,枳壳15克,厚朴15克,连翘15克,忍冬藤20克,炒山楂25克,栀子12克,红花10克,桃仁15克,郁金20克,莱菔子30克。

2007-09-07 电话回访:称自从上次治疗和服药之后,头部昏晕症状基本得到控制,也一直没有感冒情况出现。皮肤痒疹

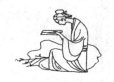

也没有大的发作。嘱其继续注意饮食忌口,切忌燥性和腌卤食品。

【按语】 病人长期睡眠不好,噩梦多,与从小脾胃不和,容易饮食积滞有关。再加之经常喜欢吃燥性和腌卤食品。导致饮食湿热积滞内停,而容易出现络脉受邪的病理改变。因此当发现病人腿弯青筋显露时,就断定有痧证存在。当即施以刮痧术和放痧术,治疗之后病人所表现的轻松感觉,和所出的痧疹及暗红血液,是络脉病邪通过痧疹和血液被排出的佳兆。这使笔者对本病的诊治充满信心。之后连续两次给以疏解络脉病邪的荆芥汤加减,并于第二诊时再一次施以放痧术,终于获得了比较满意的效果。最可喜的是随着头昏晕得到缓解,皮肤痒疹也减轻,而且容易感冒的现象也得到控制。说明皮肤痒疹和容易感冒的表现也与络脉受邪,闭阻不通的痧证有关。

案例十四

税××,女,37岁,卡号9900219。

2006 - 08 - 15,头昏胀痛两月多。

以前时有头昏,两月前,由于劳累,出现头昏,一个月前由于丧父悲伤,头昏明显加重,伴有头部胀痛、项肩强痛、周身强痛、疲倦、眼睛发胀、睡眠差、梦多、饮食减少、大便不畅、小便黄、心烦、易怒。脉濡,舌红,苔淡黄腻,

近两月,月经量较前减少。

【诊断】 胸膈少阳积热。

【治法】 透解积热,和解少阳,并以刮痧术刺络泻邪为先。

【施术】 刮痧治疗:痧出深紫暗红,量多,细籽融合成片。治疗后,周身轻松,头昏减轻。

【处方】 栀子豉汤合小柴胡汤。

蔓荆子 20 克,茵陈 30 克,淡豆豉 15 克,碧玉散 30 克,竹茹 25 克,栀子 12 克,茯苓 30 克,粉葛 30 克,枳壳 15 克,厚朴 15 克,藿香 15 克,法半夏 12 克,柴胡 15 克,黄芩 12 克。

2006 – 08 – 30 二诊:服药及刮痧后,睡眠稍增加,头昏痛减轻,周身强痛减轻,但是胸膈少阳之邪尚未退尽。失眠较明显,因此再用上法,再次进行刮痧和上方加减治疗,使头部症状进一步减轻。最后再以通导肠胃积热之方清理余邪,获得了满意的效果。

【按语】 病人两个多月来的头昏胀痛,明显和过度操劳和情志不遂有关。"气有余便是火",气郁生热,因此有一派心烦易怒、小便发黄、眼睛发胀等火热证候的表现。肝气犯胃,影响受纳,影响运化,则可以出现饮食减少、排便不畅。气郁日久、食积日盛,则可以导致络脉受邪的痧证出现,当发现病人在头昏胀痛的同时,有"项肩强痛、周身强痛、疲倦"的浅表肌肤痧征象时,当即给以刮痧术治疗。头昏症状随着排出的深紫暗红的痧疹而减轻。所使用的栀子豉汤和小柴胡汤等,起到了彻底清除余邪的作用,使气机进一步畅通,情绪恢复正常而获得效果。

案例十五

赵××,男,36 岁,卡号:9902210。
2007 – 04 – 17,反复头痛 9 年多。

在 1998 年开始出现头昏痛,之后反复发作,痛甚则头部如裂,每在感冒情况下出现。常常服用力克舒、散力痛等药治疗。经常怕冷,遇冷则感冒。现左侧头部昏痛明显、背部怕冷、脚部汗多、口干、饮水不多、睡眠梦多、人倦。脉濡软,缓,舌红,苔薄润。

自述在学龄前曾经有明显的头痛。

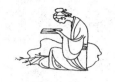

查体:在耳背发现有明显的青筋和紫筋,委中穴有明显青筋。

【诊断】 中阳不运,痰浊中阻,络脉不通。

【治法】 先通经络,后扶中阳。通经络之法以祛风通络,消痰解郁为主,并以放痧术和刮痧术刺络泻邪为先。

【施术】 放血治疗:刺破耳背和腿弯青筋,出血量多,颜色紫红。放血之后,感觉头部和周身轻松。刮痧治疗:痧出量多,颜色深红。治疗后,皮肤发热,周身轻松。

【处方】 温胆汤加味。

薄荷 10 克,石菖蒲 20 克,法半夏 15 克,竹茹 25 克,枳壳 15克,茯苓 30 克,陈皮 10 克,郁金 20 克,莱菔子 30 克,合欢皮 30克,蔓荆子 20 克,连翘 15 克,荆芥 20 克,薏苡仁 30 克。

2007 - 04 - 20 二诊:外治和服药之后,当天和第二天上午头痛基本消失,眼睛明亮。在此之后的两周中,强调忌口,并继续给以两次放血和一次刮痧治疗,最后给以苓桂术甘汤加减善后,基本控制了头痛的发作。

【按语】 病人所反应的长期头痛,伴随有怕冷,容易感冒和脉濡软缓,显系阳气不足的征象。但是当发现耳背有"明显的青筋和紫筋,委中穴有明显青筋"时,毫不犹豫地给予放痧术和刮痧术,排解络脉病邪,并且配合温胆汤等,都是以排解风痰食滞的邪气。而且连续 2~3 周的刺络泻邪治疗使络脉病邪得到清除,基本控制了头痛的发作,最后使用苓桂术甘汤温运中阳,是扶助阳气治本之法。

案例十六

陈××,女,47 岁,卡号:9902343。

2007 - 07 - 31,反复头昏痛 5 年多,加重 1 年多。

5 年前由于梅尼埃综合征,出现头昏。之后头昏反复不愈,

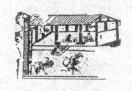

去年由于生气,头昏痛加重。一年多来反复感冒,感冒则头昏痛明显,本月 27 日用调肝气法治疗,头痛情况稍微减轻,但是头部昏晕明显。现头顶昏重、压痛、太阳穴胀痛、心慌烦躁、口苦、饮水不多、饮食减少,大便日解 1~2 次,时有寒热、周身强痛、颈项强痛明显、睡眠不安稳、噩梦多,时有梦话。脉弦,舌红,苔心淡黄腻。

【诊断】 胸膈少阳积热。

【治法】 透解积热,和解少阳,并以放痧术和刮痧术刺络泻邪为先。

【施术】 放血治疗:双侧商阳、关冲放血紫红。治疗后,头部感觉较轻松。刮痧治疗:痧出量多,颜色暗红皮肤发热,周身轻松。

【处方】 栀子豉汤和小柴胡汤。

淡豆豉 25 克,栀子 12 克,法半夏 12 克,黄芩 12 克,蔓荆子 20 克,枳壳 15 克,厚朴 25 克,茯苓 15 克,炒山楂 15 克,合欢皮 30 克,粉葛 30 克,荆芥 25 克,莱菔子 30 克,甘草 3 克,连翘 15 克,竹茹 25 克,柴胡 15 克。

2007 - 08 - 08 二诊:外治和服药之后,诸症减轻,之后又给予历时近一个月的和解少阳、清理余邪诸法,清除遗留病邪。最后以温运中阳、温养肾阳等法调理善后。

【按语】 反复 5 年多的头昏痛,病史沉长,久病多虚多瘀。而且近一年来头昏痛因为生气而加重。是因为情志不遂,气机郁滞,加重了瘀滞的程度。这给形成络脉受邪,闭阻不通的痧证创造了条件。当发现目前临床上除了头昏痛外,还有"周身强痛,颈项强痛明显"的浅表痧证征象时,即判断为胸膈少阳积热而兼有痧证。施以放痧术和刮痧术,排解络脉病邪,继而以清透积热、和解少阳的栀子豉汤和小柴胡汤,清除郁积在胸膈和少阳

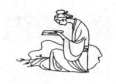

的病邪,很快使头部昏痛等诸多症状得到缓解,并且乘胜追击清除余邪,最后温阳扶正收到应有的效果。

第五节　失眠类案例

随着工作节奏的加快,社会竞争的日趋激烈,失眠成为近年来在社会之中比较容易发生的一个症状性疾病,而且因为失眠导致的各种症状前来就诊的病人非常多。在中医看来,睡眠是人体合于阴阳、获得健康的一个非常重要的、不可缺少的行为状态。人体的阳气必须在夜晚入于阴分,潜藏于阴精。以此合于自然界太阳在夜晚潜藏于阴面的收敛涵养状态。而在白天阳气又必须入于阳分,随着太阳的升起,主持人体正常的思维、生活、工作、学习等功能活动,只有这样人体才能获得一种阴阳协调、元气充盛、真气通畅的健康状态。相反如果人体阳气在夜晚不能正常入于阴得到阴精的涵养,阳气始终处在外露的状态,人体就表现为失眠。此时阴阳失调,各种疾病可随之而生。从临床分析,导致阳气不能入于阴分的中医病理改变,主要有虚证和实证两种形式。虚证主要是人体阴精不足,不能涵养旺盛的阳气。临床表现以五心烦热、潮热盗汗的失眠现象为特点。或者阳气不足,无力入阴,虚阳外散。临床表现以肢寒怕冷、少神自汗的失眠现象为特点。阴虚阳亢当养阴潜阳,阳虚外散则当温阳回阳。而实证主要是病邪内阻,格拒阴阳,使阴阳不能正常交济,而导致失眠。临床表现以失眠伴随心胸烦闷、脘腹胀满、噩梦频繁甚或呓语啮齿。此时只有排解病邪,消除格拒才是治疗失眠的正确治法,任何补药当在所禁。刮痧术和放痧术在治疗失眠的实证病理改变可以起到积极的作用。其原理主要是当发现络脉受邪的痧证征象后,通过排解络脉病邪,帮助消除病邪内

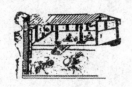

阻的状态。对于失眠的单纯性虚证则应该避免使用刮痧术和放痧术。而对于失眠的虚实夹杂证则可以谨慎使用刮痧术。

案例十七

高×:男,51 岁,病历卡号:9902215。

2007 - 04 - 24,周身疲倦头昏闷半年多,失眠 3 个月。

半年前感冒之后,经过西药、中成药等治疗,感冒现象消失,但是周身疲倦、头脑昏闷始终不愈,在去年冬天,又在高原被冰雪袭击,受寒感冒。3 个月前开始出现失眠,不容易入睡,容易惊醒,睡眠时间最长不足 5 小时,并且现在口干苦、咽喉干涩、眼睛发胀、右胁胀满隐痛、胸部闷塞、腰部酸胀痛、心中烦躁。脉濡数,舌红,苔黄厚腻。

查体:腿弯青筋显露。

【诊断】 胸膈少阳积热。

【治法】 透解积热,和解少阳,并以刮痧术和放痧术刺络泻邪为先。

【施术】 刮痧治疗:痧出量多,颜色深红而紫,皮肤灼热。治疗后,头脑昏闷明显减轻,周身轻松。放血疗法:两腿弯放血,出血量较少,颜色乌红而紫,两至阴放血,血色紫红,量较少,约一个棉签头。治疗后两小腿较前轻松。

【处方】 栀子豉汤和小柴胡汤。

莱菔子 30 克,黄芩 15 克,瓜蒌仁 25 克,淡豆豉 25 克,栀子 15 克,瓜蒌壳 25 克,桔梗 10 克,枳壳 12 克,法半夏 15 克,柴胡 18 克,藿香 15 克,茵陈 25 克,郁金 25 克,厚朴 15 克,粉葛 30 克,薏苡仁 45 克,碧玉散 30 克。

2007 - 05 - 18 二诊:外治和服药之后,睡眠情况基本恢复正常,每夜能够熟睡 7 小时以上,睡眠质量好,容易入睡,现在由于

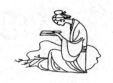

吃燥性食品之后,右胁胀满、两小腿胀、口干,饮食二便正常。脉弦软,舌红,苔黄厚腻。

【诊断】 胆胃湿热气滞。

【治法】 理气和胃,清热除湿。

【处方】 栀子厚朴汤和小柴胡汤加味。

2007 年 6 月 19 日病人因为右胁胀满又来复诊。称:最近睡眠一直较好。至此,困扰 100 多天的失眠病情,终告治愈。

【按语】 病人 3 个多月的失眠是由于胸膈少阳积热而引起,所以失眠的同时伴随有"口干苦、咽喉干涩、眼睛发胀、右胁胀满隐痛、胸部闷塞、心中烦躁"的症状。究其原因与半年前的感冒余邪没有除尽,同时在冬日又有受寒冷,以致邪气深闭有关。当发现腿弯青筋显露时,认为有络脉受邪的痧证存在,因此积极给以排解络脉病邪的刮痧术和放痧术。继而使用栀子豉汤和小柴胡汤,收到了事半功倍的效果。之后所表现的右胁胀满症状是病邪尚遗留在少阳胆经的表现,又经过中药和解清理治法都得到了有效治疗。

案例十八

苏×,女,35 岁,卡号:9902037。

2006 - 12 - 12,失眠、头昏晕 10 多天。

10 天前,到贵阳受凉,又吃燥性食品出现头痛、失眠,经过治疗,头痛缓解,但是失眠头昏始终不愈,现头顶昏晕、不容易入睡、梦多、心烦、怕冷、大便不畅(1~2 天 1 次)、口干、饮水不多、咯痰较多。脉沉细弱,舌红,苔薄润,

长期熬夜,经常失眠。

【诊断】 肾阳不足,虚热上扰,夹风寒。

【治法】 温肾回阳,祛散风寒,并以刮痧术刺络泻邪为先。

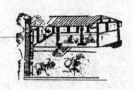
【施术】 刮痧治疗:痧出量较多,颜色深红。治疗后皮肤略热,周身轻松。

【处方】 四逆汤和封髓丹。

黄柏10克,牡蛎30克,茯神15克,炙甘草15克,炒山楂25克,桂枝15克,石菖蒲20克,合欢皮30克,附子60克,龙骨30克。

2006-12-25 二诊:刮痧和服药后,头昏基本消失,睡眠明显增加,现在平均每夜睡眠时间4~5小时,怕冷减少。最后再一次使用四逆汤和封髓丹获得了满意的效果。

【按语】 病人长期熬夜,经常失眠,是阳气时常处在耗散的状态,而表现出的脉象细弱,怕冷明显多是肾阳不足的表现。因此应该积极地回阳治疗。但是病人刚刚处在外感的恢复期,所以积极使用刮痧术排解感冒遗留在络脉之中的病邪,使风寒之证从皮肤络脉化解。之后使用大剂四逆汤加封髓丹回阳救逆,收到了可喜的效果。

案例十九

李×,女,36岁,卡号:9902047。

2006-12-15,长期失眠9年多。

27岁之后开始,经常失眠、梦多、心烦,并且每次月经血块多、小腹痛、经期提前。之后容易感冒,现在怕冷、时有潮热、头昏、口干苦、咽喉干涩、稍有咳嗽、大便干结、时有便血、睡眠特别差、梦多、早起发呕。脉细濡,重按无力,舌红,苔黄略腻,

【诊断】 肾阳不足,少阳郁热。

【治法】 先用祛邪,后用扶阳,祛邪选用清化和解法,并以刮痧术刺络泻邪为先。

【施术】 刮痧治疗:痧出量多,颜色深红。治疗后,皮肤灼

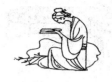

热,周身轻松。

【处方】 栀子豉汤和小柴胡汤。

淡豆豉 25 克,柴胡 18 克,黄芩 15 克,枳壳 12 克,竹茹 25 克,甘草 12 克,茯神 15 克,蔓荆子 20 克,桔梗 10 克,栀子 15 克,法半夏 15 克。

2006－12－22 二诊:刮痧和服药后,睡眠稍微较前安稳,精神稍微增加,现在最突出的症状有:周身强痛、头昏痛、腰痛、小腹痛,月经将至时怕冷明显,口干苦,想喝冷水,大便较前通畅。脉弦软,舌红,苔黄腻。

【诊断】 胸膈少阳郁热。

【治法】 同前。并以刮痧术刺络泻邪为先。

【施术】 刮痧治疗:痧出量较多,颜色深红。治疗后皮肤灼热,周身轻松。

【处方】 栀子豉汤和小柴胡汤。

栀子 15 克,蔓荆子 20 克,桔梗 10 克,甘草 12 克,莱菔子 30 克,淡豆豉 25 克,枳壳 12 克,黄芩 15 克,柴胡 18 克,法半夏 15 克,粉葛 30 克,瓜蒌壳 25 克。

2006－12－29 二诊:刮痧和服药后,睡眠较前安稳,时间增长,头昏减轻,周身强痛减轻,现在时有寒热,夜晚明显,口干苦,饮食减少,咯痰较多,心烦,胸胁满闷。脉弦软,舌红,苔黄略腻。认为是少阳郁热未尽,因此使用柴胡加龙骨牡蛎汤,进一步和解少阳清解余邪。到 2007 年 1 月 9 日,睡眠已经明显改善,平均每夜能够睡眠 5～6 小时,梦也减少。最后于 2007 年 2 月给予四逆汤和封髓丹善后。

【按语】 该病人是一个虚实夹杂的失眠病人。其实证表现为胸膈少阳积热,所以前后两次使用刮痧术,协助栀子豉汤和小柴胡汤排解病邪,不仅使睡眠症状得到了明显的改善,而且还为

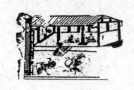
后面的柴胡加龙骨牡蛎汤、四逆汤和封髓丹的使用奠定了基础。

案例二十

白×,女,37 岁,卡号:9902518。

2007 – 11 – 27,反复失眠 2 年多,月经周期紊乱 2 年多。

两年前由于生气,心情不好,引起失眠,之后反复不愈,月经周期紊乱。经过西医、中药、耳穴治疗,有一定效果,但是始终不能告愈。经常头昏,颈项背部强痛。现在睡眠完全靠地西泮(安定)等药控制,两天前吃盐酸氟西汀(百忧解),引起头昏人倦大作。口干苦,咽喉干涩,手脚心发烧。月经周期多为提前,经色发黑。脉细弦,舌红,苔薄黄略腻。

【诊断】 少阳郁热。

【治法】 和解少阳,并以刮痧术刺络泻邪为先。

【施术】 刮痧治疗:痧出量特多,颜色深暗红,在膈俞、肝俞穴附近有黑色瘀点。治疗后皮肤灼热、肩背强痛明显减轻,周身显得轻松。

【处方】 服用本院医生开的以疏达肝气为主的中药。

2008 –01 –03 二诊:上次刮痧并且服用疏达肝气的中药后,睡眠有一定改善。现在每晚比较容易入睡,熟睡时间在 5 ~ 6 小时之间。头昏胀痛、肩背强痛、口干、眼睛干涩消失,月经周期也较前有规律,前后差错在 10 天左右。最近由于工作繁忙,肩背强痛较明显,并有明显的恶寒、清涕、头昏痛的症状。脉细弦,舌红,苔薄润。

【诊断】 风寒外闭,络脉不通。

【治法】 疏风散寒,通络泻邪,并且还是以刮痧术刺络泻邪为先。

【处方】 继续服用本院医生开的疏解风寒的中药。

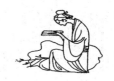

【施术】　刮痧治疗:痧出量多,颜色深红。治疗后,皮肤灼热,周身轻松。

2008 - 02 - 01 三诊:上次刮痧和服疏解风寒的中药后,睡眠明显改善,每夜能够睡眠 7 小时左右,而且外感症状也已经告愈。之后到 2008 年 3 月 26 日,因为饮食厚味导致失眠反复 3 次。同样在笔者处刮痧同时配合疏肝理气、清热除湿的中药治疗,睡眠情况都很快得到改善。

【按语】　病人初诊时所显示的失眠证候,明显是由于情志怫郁、肝气不舒而引起,而其表现的"头昏、颈项背部强痛、疲倦"为肌肤痧征象,使用刮痧术后,很快得到缓解。而所表现的少阳郁热证候,用疏达肝气之法进行化解,因此睡眠很快得到改善。在第二诊时的风寒外闭,由于有络脉不通的征象,所以仍然用刮痧术排解络脉病邪。同时配合疏解风寒中药,不仅使风寒之证改善,而且进一步地增加了睡眠。而且自此之后,每每通过内外结合的治疗方案,都能纠正顽固的失眠,这是因为这种治疗方案能够有效地化解病人的因为气郁邪闭所导致的阴阳格拒状态。

第六节　痹证类案例

痹证是中医内科的一个病证。形成痹证的根本病理改变,是由于脏腑气血不足、经络空虚、风寒湿热等病邪侵袭,导致经络不通。临床表现多是以躯干四肢、肌肉关节筋骨等的疼痛、胀痛、肿胀、麻木等。经络不通的同时,如果出现了络脉受邪,闭阻不通的痧证时,则可以伴随明显的痧筋和一些诸如脉证不合的痧证表现。此时一定要配合刮痧术和放痧术,直接从络脉排解病邪,荡涤秽浊之邪之后,再施以相应的辨证药物,一定能够缩短治疗痹证的时间,提高痹证的疗效。

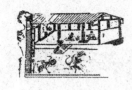

案例二十一

钟××,男,47岁。病历卡号:9902211。

2007 - 04 - 18,反复腰背强痛5~6年。

5年多前,经常消化不好,常解青黑色大便,甚则带黏液大便。同时开始出现背部强痛酸软,甚则放射颈项肩部小腿部。经常做按摩熏洗治疗,两肩强痛好转但是始终反复不愈。现背心酸软疼痛明显,两小腿胀,口苦略有异味,大便日解一次到两次,青黑色大便,时有肠鸣。腿弯青筋显露。怕热,比较容易出汗。脉弦数,舌红,苔黄略腻。

平时喜欢饮食厚味,腊肉、香肠、卤肉等食品,几乎每周或者间周吃一次。

【诊断】 湿热痹证,气机不利,络脉不通。

【治法】 清热除湿,理气通络,并以刮痧术和放痧术刺络泻邪为先。

【施术】 刮痧治疗:痧出量多,颜色深紫暗红。治疗后,皮肤略有热感,肩背腰部感觉轻松。放血治疗:右腿弯处一针,紫红血液喷射而出约5厘米高,出血总量约有10毫升。左委中血液较少,颜色深红,稍有紫红。治疗之后,两小腿感觉酸胀消失,周身轻松。

整个治疗结束之后,自述"有一种立竿见影的感觉"。

【处方】 栀子厚朴汤加味。

栀子15克,厚朴15克,枳壳15克,法半夏15克,黄芩15克,柴胡15克,粉葛30克,炒山楂25克,神曲25克,薏苡仁45克,莱菔子30克,郁金20克,甘草10克。

2007 - 04 - 24 二诊:外治和服药之后,肩背强痛基本消失,只是腰部略有酸胀,周身轻松,大便日解一次,大便颜色已经转

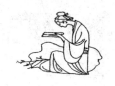

为黄色,成形大便,腹部胀痛消失,口干苦减轻,原来怕热容易出汗现象也已经改善。脉弦大,舌红,苔黄略腻。

查体:腿弯青筋显露现象明显减轻,只是隐隐而见。

【诊断】 湿热未尽,络脉渐通。

【治法】 清热除湿,理气通络。

【处方】 栀子厚朴汤加味。

上方加石菖蒲 25 克。

2007 年 9 月 7 日电话回访:自称自从今年 4 月份治疗之后,腰背疼痛等诸多症状全部告愈。到现在为止,一直没有做过按摩熏洗等治疗。胃肠也没有特别突出的症状,消化情况一直比较正常,嘱其忌口,一定少吃腌卤等燥性食品。

【按语】 患者 5 年多来因为经常吃厚味的腊肉、香肠、卤肉等食品,几乎每周或者间周吃一次。以致秽浊内生,影响脾胃的运化。所以患者 5 年多来一直表现出解青黑色黏液便的消化不良症状。因为脾失健运、秽浊内停、湿热阻滞,当湿热秽浊之邪侵袭经络,则出现背部酸软强痛的痹证表现。而当发现两腿弯青筋时,是络脉受邪、闭阻不通的瘀证表现,因此,积极施以刮痧术和放痧术,从络脉直接排解病邪,使经络闭阻的状态当即得到缓解,获得立竿见影的效果。之后所使用的栀子厚朴汤加味重点荡涤肠胃湿热秽浊,同时要求严格忌口,阻断湿热秽浊再生之源。在短短的 1 ~ 2 周的时间里,使 5 年之久的痹证得到了治愈。

案例二十二

官××,女,35 岁,卡号:9902568。

2008 - 01 - 07,反复颈项强痛,头昏痛 4 年左右。

经常喜欢吃火锅等燥性食品。4 年前开始反复出现颈项强痛、头昏闷痛,每以拔火罐治疗,但是始终不能痊愈,现头顶昏闷胀痛、颈项强痛、怕冷、寒热交作、口干、大便不畅、睡眠差、噩梦较多、呓语。脉细濡,舌红,苔薄黄略腻。

【诊断】 胸膈少阳积热。

【治法】 透解积热,和解少阳,并以刮痧术刺络泻邪为先。

【施术】 刮痧治疗:痧出量多,颜色深红。治疗后,皮肤发热、周身轻松。

【处方】 栀子豉汤和小柴胡汤。

厚朴 25 克,法半夏 15 克,荆芥 20 克,连翘 25 克,蔓荆子 20克,陈皮 12 克,莱菔子 30 克,黄芩 15 克,淡豆豉 20 克,柴胡 18克,栀子 15 克,青皮 12 克,粉葛 30 克,甘草 12 克。

2008 - 01 - 16 二诊:刮痧和服药之后,头部昏闷、疼痛明显减轻,颈项强痛明显减轻,最后以柴胡加桂枝汤加减调理告愈。

【按语】 患者喜欢吃火锅等燥性食物,容易损伤脾胃,而使湿热秽浊内生。湿热侵袭经络可以出现颈项强痛的痹证表现。湿热内阻,使胃失和降,积热内生则有噩梦呓语的表现。寒热交作,是因为湿热秽浊侵及少阳。此时因为有"颈项强痛、头部闷痛"的肌肤痧征象,所以首先使用刮痧术治疗。一方面验证痧证及其程度,另一方面也通过刺激浅表络脉排解络脉病邪。因此当刮痧见痧之后,恰如其分地给以栀子豉汤和小柴胡汤以及柴胡加桂枝汤加减,使胸膈少阳之邪和太阳少阳之邪随之而解,困扰 4 年之久的痹证也就不复存在了。

案例二十三

刘××,女,31 岁,卡号:9900222。

2006 - 08 - 16,周身酸软强痛二周多。

经常湿热重,睡眠差,二周前吃燥性食品后导致咳喘气紧,

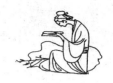

经西医输液治疗,咳喘气紧基本缓解,现周身酸软强痛,疲乏,小便特黄,甚则不利,口干,眠差,手脚心热,心烦,背心容易发冷。脉细弦,舌红,苔黄,略腻。

去年由于情绪不好,从热天到冬天,连续每日饮酒。有慢性浅表性胃炎病史。

【诊断】 胸膈少阳积热。

【治法】 透解积热,和解少阳,并以刮痧术刺络泻邪为先。

【施术】 刮痧治疗:痧出量多,色深红而暗。治疗后,酸软疼痛减轻,周身轻松。

【处方】 栀子豉汤和小柴胡汤。

茵陈30克,法半夏15克,薏苡仁30克,黄芩15克,粉葛30克,莱菔子30克,藿香15克,车前草30克,柴胡18克,淡豆豉15克,碧玉散30克,厚朴15克,栀子12克。

2006－08－21 二诊:服药及刮痧后,周身酸软强痛消失,一身轻松。之后又进行了一个月左右的主要以清解积热、排解少阳或阳明积滞等的治法调理善后,使周身酸软强痛没有反复,而且也使长期失眠的症状得到了明显改善。

【按语】 病人所表现的周身酸软强痛的痹证表现虽然只有两周多。但是其经常湿热中阻,以致阴阳格拒的失眠病证旷日已久,而且去年每日饮酒长达半年,更加重了湿热病邪。而此次两周前出现的肢体酸软疼痛的痹证表现,是饮食燥性食物引起痰浊内生,肺气闭郁,发生咳喘病证之后。结合其长期的湿热内阻的病史,以及周身酸软强痛、疲乏的肌肤痧的症状,怀疑有络脉闭阻的痧证存在,因此积极施以刮痧术。当痧疹显现,痧证诊断可以成立。同时通过刮痧,排解了络脉病邪。所以当辨证使用透解积热、和解少阳的栀子豉汤和小柴胡汤,很快消除了周身酸软强痛症状。同时经过一个多月的清解积热的治疗,消除了

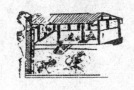

阴阳的格拒状态,不仅周身酸软强痛没有反复,更使长期的失眠病证也得到了明显的改善,为病人的养生防病起到了积极的作用。

案例二十四

熊××,女,39 岁,卡号:9902213。

2007 - 04 - 20,经常反复周身强痛,头昏痛 10 多年,反复 1 周多。

经常吃燥性食品,而且每在饮食燥性之后,出现头昏痛和周身强痛症状。一周前吃燥性食物,又开始出现头昏痛、周身强痛明显、心烦睡眠差、口干苦、口腔异味、胸腹胀满、大便不畅、小便黄、下身发痒、潮热、疲倦、汗水多、咽喉干涩、眼花。脉细濡数,舌红,苔黄略腻。

【诊断】 胸膈少阳积热,络脉受邪。

【治法】 清透积热,和解少阳,并以刮痧术刺络泻邪为先。

【施术】 刮痧治疗:痧出量多,颜色深暗。治疗后,皮肤灼热、周身强痛减轻。

【处方】 栀子豉汤和小柴胡汤。

蔓荆子 20 克,柴胡 18 克,瓜蒌壳 30 克,淡豆豉 25 克,栀子 15 克,瓜蒌仁 25 克,桔梗 10 克,枳壳 1 克,法半夏 15 克,黄芩 15 克,碧玉散 30 克,藿香 15 克,茵陈 30 克,川射干 15 克,厚朴 15 克,莱菔子 30 克。

2007 - 11 - 21 又来诊病,自称经过上次治疗,所有症状都有减轻,周身强痛和头昏痛告愈。只是最近又吃燥性食物,以致周身强痛又有反复。诊断发现为胆胃积热。仍然有络脉闭阻的肌肤痧象。再用刮痧配合中药而告愈。

【按语】 病人这一周来所表现的头昏痛、周身强痛、胸腹胀

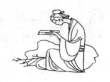

满、潮热、疲倦等,都是比较明显的肌肤瘀征象。结合其发作与饮食燥性有密切关系,所以进一步认为有络脉受邪、闭阻不通的瘀证存在。因而积极施以刮痧术,排解络脉病邪,之后再对症使用透解积热、和解少阳的栀子豉汤和小柴胡汤等,获得了理想的效果。

在临床上对于这类病人的诊治,笔者多是将病人所表现的周身强痛的痹证表现,与病人的喜欢吃燥性食物的饮食习惯相结合分析。当发现病人每在饮食燥性食物之后就出现周身强痛和头昏痛反复的特点时,笔者就以郭氏所论述的瘀证发作与饮食"热汤热酒"等燥性食物有关的观点,高度怀疑病人有络脉受邪的瘀证存在,每每施以刮痧术。一方面排解血性瘀疹,验证瘀证,另一方面通过排出的瘀疹排解病邪。之后再以辨证用药,就会获得非常迅捷的效果。无奈有些病人饮食习惯总是没有改变,只好发作一次救治一次,再发作一次就再救治一次。医生在此时也就只能成为一名"消防队员"了。

第七节　腰痛类案例

在中医内科学中,腰痛主要被分为虚证和实证加以辨治。虚证主要是肾虚,实证主要是湿浊下注,阻滞肾府,经络不通而引起。实证之中经络不通,很容易出现络脉受邪、闭阻不通的瘀证。只要从腰痛病证中发现有导致络脉受邪的病史因素,或者络脉受邪的症状,或者络脉受邪的脉象,或者瘀筋等,就应该积极施以刮痧术和放痧术。一方面确诊瘀证,一方面积极通过出痧和出血排解络脉病邪。再施以辨证用药,就会得到很好的效果。

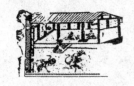

案例二十五

杨××,男,40岁,卡号:9902111。

2007－02－06,腰部酸胀疼痛半年多。

经常口干腻,咽喉干燥,偶尔痰中带血,自觉是血从鼻咽部咯出,半年前在久坐之后出现腰痛,经过按摩等治疗后缓解,但是始终不能痊愈,现在腰部胀痛,放射至腰底,口腔干腻明显,咽喉干涩,咯痰,痰中有少许血点,胃脘饱满,按压胀痛较明显,大便日解一次,肩背酸强。脉细弦略软,舌红,苔黄略腻。

有浅表性胃炎病史。

【诊断】 湿热中阻,湿浊下注。

【治法】 清化湿热,条畅气机,并以刮痧术刺络泻邪为先。

【施术】 刮痧治疗:痧出量多,颜色深紫红色。治疗后,皮肤灼热,腰背强痛明显减轻,周身轻松。

【处方】 栀子厚朴汤和小柴胡汤。

枳壳15克,柴胡15克,甘草12克,薏苡仁30克,厚朴25克,黄芩15克,粉葛30克,炒山楂25克,槟榔12克,郁金20克,法半夏15克,栀子15克,莱菔子30克。

2007－03－07 二诊:外治和服药之后,背部疼痛情况基本告愈,腰骶胀痛减轻。之后由于饮酒腰部酸胀疼痛又有反复,此时发现腿弯有明显的青筋。遂给以放痧术治疗,腿弯紫黑色血液,喷涌而出,当即感觉腰部酸痛明显减轻。再施以清理湿热中药,并嘱其注意饮食忌口,调理而愈。

【按语】 病人腰部胀痛的同时,明显伴随有"口腔干腻"、"胃脘饱满"、"肩背酸强"的肌肤痧的征象。因此首先使用刮痧术,待到痧疹显现,则可以肯定病人确有络脉受邪的痧证。继而给以清理湿热、调畅气机的栀子厚朴汤和小柴胡汤,获得了较好

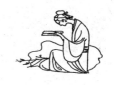

的效果。当第二次就诊时,发现腘弯青筋,证明病人不仅存在肌肤痧证,而且还有血肉痧,所以积极施以放痧术。当腘弯紫黑色血液喷涌而出,络脉病邪迅速被排出,经络畅通,所以腰部酸痛当即明显减轻。最后在清理湿热的善后工作中,叮嘱病人严格注意饮食忌口,是防止腰部疼痛反复的关键。

案例二十六

吴×,男,38 岁,卡号:9902208。

2007 - 04 - 13,反复腰部发麻发强 3 个多月,突然发作 1 天。

3 个多月前饮酒之后,腰背部出汗多,继而感觉腰部发麻发强,经过中医治疗后缓解,昨日饮酒之后,症状又发。感觉腰背皮肤发冷、麻强、周身疲倦、口腔异味、两肩胛强重。脉濡,舌红,苔薄黄润。

查体:腘弯青筋隐隐。

【诊断】 湿热闭阻,络脉不通。

【治法】 清热化湿,舒筋通络,并以放痧术和刮痧术刺络泻邪为先。

【施术】 放血治疗:腘弯放血紫红色,量较多。放血之后,腰部发强略有减轻,周身轻松。刮痧治疗:痧出量多,颜色深红。皮肤灼热、周身轻松。

【处方】 白虎加苍术汤。

粉葛 30 克,甘草 12 克,石膏 45 克,知母 15 克,苍术 25 克,厚朴 15 克,薏苡仁 45 克,炒山楂 25 克,大豆黄卷 30 克,荷叶 15 克,神曲 15 克,莱菔子 30 克。

2007 - 04 - 17 二诊:外治和服药之后,腰背症状基本告愈,之后以继续清理湿热排解余邪。最后以温运脾阳而收痧功。

【按语】 病人腰部发麻发强,起病于 3 个多月前的饮酒之

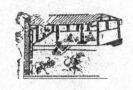

后,而且每次发作都与饮酒有关。这是因为饮酒之后,滋生湿热容易形成络脉受邪,闭阻不通的瘀证。病人所反应的"周身疲倦"、"两肩胛强重"的肌肤瘀象,和同时发现的两腿弯青筋隐隐,都是络脉受邪的征象。当即施以刮痧术和放痧术,当痧疹和紫红血色流出之后,一方面进一步验证了瘀证,另一方面也通过痧疹和血液排解了病邪,使之后的辨证用药,获得了更好的效果。

案例二十七

陆××,男,34 岁,卡号:9902317。

2007 – 07 – 09,反复腰骶胀痛 1 年多。

一年前开始受凉之后,出现背部怕冷强痛,去年 6 月又由于使用空调,以致腰骶胀痛,活动不便,经过西医检查,认为是筋膜发炎,治疗效果不理想,只是在饮酒之后,疼痛会有好转。现在腰骶胀痛、肩胛强痛、腰背强痛、夜晚不能平卧、抬腿时腰部牵引疼痛明显,比较怕冷风,近 4 天来咳嗽、痰黄稠、咳引腰骶疼痛明显、口干。脉弦紧,舌红,苔薄略腻。

查体:腿弯青筋显露。

【诊断】 寒湿闭阻,肺气闭郁。

【治法】 宣肺散寒,化痰清热,并以刮痧术和放痧术刺络泻邪为先。

【施术】 刮痧治疗:痧出量多,颜色深红而暗。治疗后,皮肤发热,周身轻松。放血治疗:腿弯青筋出血黯黑紫红,量多。治疗后,腰骶胀痛减轻,周身轻松。

【处方】 越婢加术汤。

黄连 5 克,甘草 15 克,苍术 15 克,麻黄 12 克,石膏 45 克,连翘 15 克,荆芥 25 克,桔梗 10 克,枳壳 12 克,瓜蒌壳 30 克,瓜蒌仁 30 克,法半夏 15 克,苦杏仁 15 克,浙贝母 20 克,薏苡仁 30

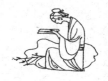

克,生姜(自加)30 克。

2007 - 07 - 13 二诊:外治和服药之后,腰部酸痛减轻,抬腿牵掣样疼痛消失,胸部闷痛减轻。之后至 8 月 21 日总共就诊 6 次。多以疏风散寒、除湿通络之法,同时配用刮痧术 2 次,放血术 3 次。终于使缠绵一年多的腰部胀痛得到明显改善。

【按语】 一般痧证,往往会因为饮酒而加重,郭氏也强调禁食"热汤热酒"。此则病案饮酒之后,腰部疼痛会减轻,这与病人体质偏寒有关。目前病人所表现的怕风冷、咳嗽、咯黄痰的症状,是外有寒内有热的寒包火的证候。另外病人目前的"腰骶胀痛、肩胛强痛、腰背强痛"等,是有络脉受邪的肌肤痧征象,腿弯青筋显露又有血肉痧征象。所以当即施以刮痧术和放痧术,通过出痧和出血排解络脉病邪,同时也验证了病人确实存在痧证。为进一步的越婢加术汤等药物治疗指明了方向。最终获得了较好的效果。

附　篇

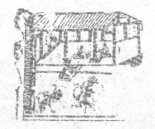

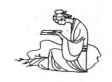

第一章 《痧胀玉衡》所载方剂

　　《痧胀玉衡》一共收录了治疗痧证的方剂58首（若把其中的备用7方分离计算，则为65首）。这些方剂都是根据络脉受邪，闭阻不通的痧证而设立的。多具有明显的疏解清热、理气除胀、消积导滞、荡涤秽浊、宣散郁结，活血透络、散痧解毒等作用。具有治痧特点。笔者将《痧胀玉衡》所载的《备用要方》列于附篇，以备读者考察研习。为方便读者，将其中的药物名称改用标准名称。

　　一、防风散痧汤

　　痧有因于风者，此方主之。
　　防风、陈皮、细辛、金银花、荆芥、枳壳等份。
　　头面肿，加薄荷、甘菊；腹胀，加大腹皮、厚朴；手足肿，加威灵仙、牛膝，倍金银花；内热，加连翘、知母；痰多，加贝母、瓜蒌仁；寒热，加柴胡、独活；吐不止，加童便；小腹胀痛，加青皮；血滞，加茜草、丹参；咽喉肿，加山豆根、射干；食积腹痛，加山楂、莱菔子；心痛，加延胡索、蓬莪术；赤白痢，加槟榔；口渴，加天花粉；面黑，血瘀也，加苏木、红花；放痧不出，倍细辛、苏木、桃仁、荆芥；秽浊，加藿香、薄荷。
　　水二盅，煎七分，稍冷服。

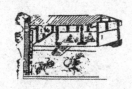

二、荆芥汤

痧有郁气不通者,此方主之。

荆芥、防风各一钱,川芎三分,陈皮、青皮、连翘各八分。

食不消,加山楂、莱菔子;心烦热,去川芎,加黑山栀;有积,加槟榔;痰多,加贝母、白芥子;气壅,加乌药、香附;血壅,加桃仁、红花;郁闷不舒,加细辛;食积,加三棱、莪术;大便不通,加枳实、大黄;暑热,加香薷、厚朴;小便不通,加木通、泽泻;喉痛,去川芎,加薄荷、射干、牛蒡子;咳嗽,加桑白皮、马兜铃。

水二盅,煎七分,稍冷服。

三、陈皮厚朴汤

痧有因于气阻者,此方主之。

陈皮、厚朴、山楂、乌药、青皮等份。

痰多,加白芥子、贝母;痧筋不现,加细辛、荆芥;血瘀,加延胡索、香附、桃仁;头汗,加枳实、大黄;口渴,加薄荷、天花粉。

水二盅,煎七分,稍冷服。

四、棱术汤

痧有因于食积者,此方主之。

三棱、莱菔子、蓬术、青皮、乌药、槟榔、枳实各一钱。

水二盅,煎七分,稍冷服。

五、藿香汤

痧有因于秽气者,此方主之。

藿香、香附各四分,薄荷七分,枳壳、山楂、连翘各一钱。

水二盅,煎七分,稍冷服。

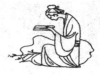

六、薄荷汤

痧有因于暑者,此方主之。

薄荷、香薷、连翘各一钱,厚朴、金银花、木通各七分。

水二盅,煎七分,冷服。

七、紫苏厚朴汤

痧有暑胀不已者,此方主之。

紫苏、香薷、厚朴、枳壳、红花、青皮、陈皮、莱菔子、山楂等份。

水二盅,煎七分,冷服。

八、防风胜金汤

痧有因于食积血滞者,此方主之。

防风、乌药、延胡索、桔梗、枳壳各七分,莱菔子二钱,槟榔、金银花、山楂、连翘、赤芍各一钱。

水二盅,煎七分,稍冷服。

九、必胜汤

痧有因于血实者,此方主之。

红花、香附各四分,桃仁(去皮尖)、大黄、贝母、山楂、赤芍、青皮、五灵脂各一钱。

水二盅,煎七分,微温服。

十、厚朴汤

痧有食气壅盛者,此方主之。

厚朴、山楂、莱菔子、三棱、蓬术、枳实、连翘、青皮、陈皮、细

附篇

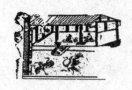

辛等份。

水二盅,煎七分,稍冷服。

十一、独活红花汤

痧有因于血郁者,此方主之。

独活、红花、桃仁(去皮尖)、蒲黄、延胡索、白蒺藜(炒为末)、乌药各一钱,香附三分、枳壳七分。

水二盅,煎七分,微温服。

十二、射干兜铃汤

治痧似伤风咳嗽。

射干、桑白皮、马兜铃、桔梗、薄荷、玄参、天花粉、贝母、枳壳、甘菊、金银花等份。

水二盅,煎七分,稍冷服。嗽甚加童便饮。

十三、当归枳壳汤

此为养血和中之剂。

当归身、山楂、枳壳、红花、赤芍、青皮、茜草、连翘、丹参、续断各一钱。

水二盅,煎七分,微温服。

十四、荆芥银花汤

此为治血滞之剂。

荆芥、红花、茜草、牡丹皮、金银花、赤芍各一钱,香附三分,乌药五分,白蒺藜(去刺,捣末)八分。

水二盅,煎七分,微温服。

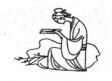

十五、桃仁红花汤

此为治血结不散之剂。

桃仁（去皮尖）、红花、苏木各一钱，青皮八分，乌药四分，独活六分，白蒺藜（去刺，捣末）一钱二分。

水二盅，煎七分，微温服。

十六、清凉至宝饮

此为清痧热之剂。

薄荷、地骨皮、牡丹皮、黑山栀、玄参、天花粉等份，细辛加倍。

水二盅，煎七分，稍冷服。

十七、红花汤

此为治血痰之剂。

红花、蒲黄、青皮各一钱，香附四分，贝母二分，枳壳六分。

水二盅，煎七分，微温服。

十八、如圣散

治痧咽喉肿痛，此方主之。

牛蒡子、苏梗、薄荷、甘菊、金银花、川贝母、连翘、枳壳各一钱，桔梗五分，乌药四分。

水煎，微温，加童便冲服。

十九、宝花散

此为治痧之仙剂。

郁金一钱（凡方中用此味后，有《痧方余议》当阅），细辛三

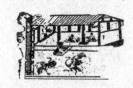

两,降香三钱,荆芥四钱。

共为细末,每服三匙,清茶稍冷服。

二十、沉香郁金散

此为治痧气寒凝之剂。

沉香、木香,郁金各一钱,乌药三钱,降香三钱,细辛五钱。

共为细末,每服三分,砂仁汤稍冷服。

二十一、圆红散

治血瘀不散。

没药置箬*内,放瓦上,炭火炙去油;为末,三钱,细辛四钱,降香三钱,桃仁(去皮尖)、延胡索、白蒺藜(捣去刺)各一两。

共为末,每服一钱,紫荆皮汤温服。

二十二、化毒丹

治痧痰气壅盛。

金银花、薄荷各一两,细辛、枳壳各五钱,川贝母二两。

共为细末,每服六分,细茶稍冷下。

二十三、三香散

治过饮冷水,痧不愈者。

木香、沉香、檀香等份。

共为细末,每服五分,砂仁汤微冷下。

---

* 笔者注:据《辞海》,箬竹的叶子,可用来包粽子。

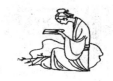

二十四、三香丸

治过服冷水痞闷者。

木香、沉香、檀香各五钱,砂仁、莱菔子各八钱,五灵脂六钱。

共为末,水发为丸,微温,白汤下。

二十五、救苦丹

此为治痧气郁闷之剂。

枳实、莱菔子各一两,郁金二钱,乌药、连翘各八钱。

共为末,清茶稍冷下。

二十六、冰硼散

治痧咽喉肿痛。

硼砂、天竺黄各二钱,朱砂二分,玄明粉八厘,冰片一分。

共末,吹入喉中。

二十七、牛黄丸

治痰涎喘急。

胆南星、天竺黄各三钱,雄黄五分,朱砂五分,牛黄、麝香各四分。

共为末,甘草水为丸、如梧桐子大。每服二丸,淡生姜汤稍冷下。

二十八、细辛大黄丸

治痧大便干结、气血不通、烦闷壅盛昏沉者。

细辛、大黄、枳实、厚朴、麻仁、青皮、桃仁(去皮尖),等份。

共为末,水发为丸,每服一钱;重者,二钱;再重者,三钱。淡

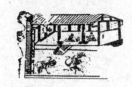

姜汤下,稍冷服之。

二十九、和脾宣化饮

治痧气食结,胸中饱闷,腹内绞痛,此汤主之。

陈皮、莱菔子、细辛、前胡、大腹皮(去黑翳黑豆汤泡洗)、麦芽各二钱;山楂二两,煎汤代水。

先浓煎山楂汤,再煎前六味,稍冷饮之。

三十、消疳解毒散

治痧后牙疳。

人中白三钱、儿茶、天花粉、硼砂、青黛(水澄)各一钱,薄荷、甘草、黄连各五分,冰片、牛黄、珠子各一分,雨前茶五分。

研细,以无声为度。先用浓茶拭净,去其腐肉,吹之。

三十一、牛黄八宝丹

善化痧后诸般恶毒、恶疮,此丹有灵气。

雄黄(透明者)、玄参各五钱(瓦上焙)、羌活(炒)、川黄连(土炒)、羚羊角、犀角*、川贝母(炒净)、乳香(出汗尽)、没药各三钱,琥珀、青黛(水澄)各二钱,珍珠四分,劈砂(水飞)五钱,牛黄、冰片各二分。

上15味,如法制为细末听用。外将拣净金银花二两,甘菊一两,甘草五钱,胡桃肉二两,紫花地丁二两,长流水五碗,砂锅内慢火煎至及半;取汁,将渣绞干,以绵滤清;桑柴火熬膏,入炼熟老蜜盏许,再熬至黏筋;将前末和丸,每丸三分。年幼者,一丸;年长者,二丸。每日蜜调服。

---

* 注:现用水牛角代,剂量加十倍。

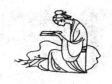

三十二、活络透毒饮

治痧后热毒流连,余毒在所难免,却不易来者,以此汤预活之。

羌活、红花、荆芥、牛蒡子、木通、当归、牛膝、蝉蜕、青皮、连翘等份。

水煎温服。

三十三、忍冬解毒汤

治痧后余毒窃发者,以此消之。

金银花、土贝母、甘菊、荆芥穗、牛蒡子、红花、甘草、木通、连翘、紫花地丁等份,胡桃肉二枚。

水煎温服。

三十四、拨云散

治痧后余毒在肝,两目通红,甚至起瞳生翳者,以此散主之。

生地、黄连、木通、荆芥穗、谷精草、甘草、赤芍、羚羊角、大黄二分至六分、木贼草、甘菊、羌活、金银花、望月砂。

加灯芯,白芙蓉叶水煎,温服。

三十五、赛金化毒散

治痧后热毒流连,疼痛不已,发痈发疔者。

乳香、没药(各出汗)、川贝母(去芯,炒)、雄黄、黄连、天花粉各一钱(生用),大黄二钱半(炒半、晒),甘草七分,生赤芍二钱(炒),牛黄二分,冰片分半,珠子四分,研细无声为度。

共为极细末,用蜜汤调服。

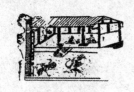

三十六、加味活命饮

治一切痧后留滞热毒,发为肿毒疔疮,以此方消之。

穿山甲(土炒)、金银花、大黄各三钱,归尾、陈皮各一钱五分,天花粉、薄荷、赤芍、甘草节、生地、白芷、防风、贝母、乳香各一钱,皂角刺五分,没药五分。

毒在背,加皂角刺一钱五分;毒在面,加白芷一钱五分;毒在胸,加瓜蒌仁二钱;毒在头面手足,加金银花三钱。

水二大盅,煎八分,空腹温服。忌醋并诸毒物,大人切禁房事。

三十七、参归化毒汤

治痧后余毒流连,气血虚,不能即溃,以此化毒,托出之。

人参、当归、黄芪、甘草、金银花、牛膝、红花、贝母、山楂、皂角刺、白芷等份。

水二盅,加胡桃肉一个,煎七分,空腹温服。

三十八、奏凯和解饮

痧退之后调理和解者,此汤主之。

金银花、土贝母、牛蒡子、山药、白扁豆、山楂、荆芥、当归各一钱,人参四分,甘草三分。

水二盅,加核桃肉一个,莲肉六粒,煎七分,空腹温服。

三十九、参苓归术散

痧退之后痧气已绝,气血虚弱者,以此补之。

人参、白茯苓、当归、白术、白芍、陈皮、黄芪、川芎、熟地黄、甘草等份。

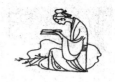

水煎,空腹温服。

四十、沉香丸

治痧气急,胸腹胀痛,迷闷昏沉。

沉香、槟榔各五钱,莱菔子、枳实、厚朴各七钱,三棱、蓬术、陈皮、天仙子(即朱蓼子)各六钱,白豆仁、乌药各四钱,木香三钱,姜黄五钱。

水发为丸,如绿豆大,每服30丸;砂仁汤稍冷下。

四十一、沉香阿魏丸

治痧气壅、血阻、昏迷不醒、遍身沉重、不能转侧。

五灵脂、陈皮各一两,青皮、天仙子、姜黄、蓬术、三棱各七钱,枳实六钱,白豆仁、乌药各五钱,木香、沉香各二钱,阿魏一钱。

如前;稍冷汤下。

四十二、丁香阿魏丸

治痧食积成块,痛而不已,推上移下,日夕叫喊,病久不愈者。

莱菔子、五灵脂、山楂肉、神曲、青皮、枳实各一两,蓬术、厚朴各八钱,三棱、槟榔各七钱,白豆仁、乌药、姜黄各五钱,木香、沉香各三钱,阿魏二钱,丁香一钱。

水发为丸,如绿豆大,每服10丸,紫荆皮温汤下。

四十三、阿魏丸

治食积壅阻,痧毒气滞血凝,疼痛难忍,头面黑色,手足俱肿,胸腹胀闷。

延胡索、苏木、五灵脂、天仙子各一两,蓬术、陈皮、枳实、三棱、厚朴、槟榔、姜黄各七钱、乌药五钱,降香、沉香各三钱,阿魏二钱,香附四钱,莱菔子一两。

水泛为丸,如绿豆大,每服 15 丸,砂仁汤稍冷下。

四十四、苏木散

治痧毒血瘀成块,坚硬突起不移者。

苏木二两,白蒺藜(捣,去刺)、红花、延胡索、桃仁(去皮尖)各一两,独活三钱,五灵脂七钱,降香、姜黄、赤芍药各六钱,大黄五钱,乌药、三棱、蓬术、陈皮、青皮、皂角刺、香附(酒炒)各四钱。

共为细末,每服二钱,温酒下。

四十五、蒺藜散

治食积、瘀血、痧毒凝滞成块、日久不愈者。

白蒺藜(捣,去刺)二两,泽兰、姜黄、莱菔子、山楂肉、茜草、土贝母(净)各一两,延胡索、五灵脂各一两五钱,槟榔七钱,金银花八钱,乌药、青皮各六钱,桃仁(去皮尖)一两二钱。

共末,每服一钱,温酒下。

四十六、探吐法

用盐汤或矾汤稍冷服,令吐去新食以解痧毒所阻,必须多饮则吐。

四十七、当归枳壳汤

消食顺气和血之剂。

当归尾、枳壳、赤芍各一钱,山楂、莱菔子各二钱,厚朴八分。
水煎,微冷服。

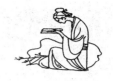

四十八、清气化痰饮

治痧痰气壅塞之剂。

贝母二钱,姜黄一钱,细辛、橘红各八分,青皮、厚朴各七分,荆芥六分,乌药五分。

水煎,冲砂仁末五分,微冷服。

四十九、蒲黄饮

治痧毒,散瘀,引火下行之剂。

牛膝三钱,独活、枳壳、连翘、桃仁(去皮尖)、泽兰、赤芍、山楂、姜黄、蒲黄各一钱。

水煎,微冷服。

五十、乌药顺气汤

治痧气内攻之剂。

三棱、蓬术、莱菔子、白芥子、延胡索各一钱,枳壳、青皮、乌药各八分,红花七分,香附四分。

水煎,稍冷服。

五十一、降香桃花散

治痧毒中肾之剂。

降香五钱,牛膝二两,桃花、红花、大红凤仙花各七钱,白蒺藜一两。

共为末,黑砂糖调童便,冲服。

五十二、木通汤

治痧毒结于膀胱之剂。

附篇

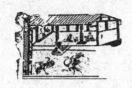

牛膝三钱,牡丹皮、细辛、连翘、金银花、泽兰、白及、蒲黄、木通、延胡索各一钱。

水煎,加童便,微温服。

五十三、枳实大黄汤

治痧毒结于大肠之剂。

赤芍、青皮、枳实、桃仁(去皮尖)、金银花、槐花、黄芩(酒炒)、大麻仁、连翘各一钱,大黄三钱。

水煎,微温服。

五十四、荆芥薄荷汤

治痧气血阻塞之剂。

白蒺藜(捣,去刺,为末)、荆芥(炒黑)、赤芍、薄荷、青皮、陈皮等份。

水煎,微冷服。

五十五、连翘薄荷饮

治痧食积气阻之剂。

香附、莱菔子、槟榔、山楂、陈皮、连翘、薄荷等份,木香二分,磨冲。

水煎,加砂仁五分,稍冷服。

五十六、失笑散

治痧后毒气退尽,尚留瘀血在胸膈间,积血作痛。

蒲黄、五灵脂等份。

共为末,每服二钱,温酒下。

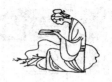

五十七、便用七方

一方　用井水、河水各一半同服,治痧痛。

一方　用泥浆水服之,治痧痛。

一方　用白砂糖搅乌梅水服,治痧痛。

一方　用细辛为末,同砂仁汤冷服,治痧痛。

一方　用晚蚕沙为末,白滚汤冷服,治痧。

以上五方治痧证,无食积阻滞者。

一方　用明矾四分,白汤一碗,冷服,治痧痛。

一方　用食盐一撮,白汤一碗,冷服,治痧痛。

以上二方,乃吐新食阻痧毒之味,必多饮方吐,少则不效。

五十八、绝痧方

治数患痧证,必痧证已愈,然后可服,以绝其根。否则稍有痧气未除,断不可服,恐甘者作胀,热者助邪,反害之矣。

甘草、明矾、食盐各一两,川乌一钱,干姜三钱。

共为细末,米饭捣为丸,每服五分,白汤服下。新犯痧者,一二服即愈,久犯痧者,十服痊愈,不复发矣。盖用甘草以助胃,用干姜、川乌以充胃,用明矾以解毒,用食盐以断痧,诚为良方。但乌、姜性热,恐人有宜、有不宜,故每服只用五分为则,唯取其能绝痧根焉。尔若人属虚寒者,必加倍多服,方能有效。

附篇

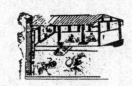

第二章 《痧胀玉衡》所载药物

　　《痧胀玉衡》将痧证常用药物归纳在《药性便览》、《痧方余议》、《评半夏藿香止吐》、《评荆芥细辛防风独活》四个章节中。一共收载了98味中药。其中《药性便览》载有96味,《痧方余议》新增黑丑1味,《评荆芥细辛防风独活》新增独活1味。郭氏以治痧的观点认识这些药物的性能,并且通过一些药物之间的比较,使药物治疗痧证的特性更加突出;而且有针对性地提出了痧证的禁忌药,都是治疗痧证非常宝贵的资料。笔者将《痧胀玉衡》有关药物论述的四个章节的内容附之于后。以便读者能在临证时便于研习。

第一节 《药性便览》

荆芥

　　透肌解表,散痧毒。痧筋隐隐不发者,非此不现。用四分至八分止。

防风

　　透肌发表,为臣使之助。寒热往来,痧毒壅滞郁遏不发者,

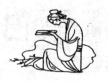

非此不清。用三分至七分止。

羌活

痧症(证)忌其发表太过。若头痛或又因受寒而起,更兼痧症(证),欲用之引太阳经。止(只)许用半分至二分。

连翘

消痧毒,解诸经火邪,清热而不滞,治痧之要药也。用七分至一钱。

陈皮、青皮

陈(皮)行痧气,青(皮)伐肝气。痧气壅阻郁结不行者,非此不利。用六分至一钱。

枳壳、枳实

破痧气,驱(祛)毒气,除胀气,下食气。积滞壅塞者,非此不开。但枳壳性缓,枳实性速,各有所宜。用五分至一钱五分。

桃仁

破瘀活血。痧为血阻,非此不流;痧为血滞,非此不顺。去皮而用,为皮味涩而阻血路也。用七分至一钱六分。

秦艽

活血驱(祛)风消痧毒。筋骨疼痛,壮热不消者,非此不解。用三分至六分。

川芎

上行头目,头角骨痛者必需;下通血海,肝脏不华者当用。用一分至三分,止(只)恐提痧气上腾也。

桔梗

入肺经为诸药之舟楫,其性上而复下,故能引枳壳破胸中至高之气。用六分至八分。

香附

行血中之气。恐其香燥须用便制;欲其行血,必要酒炒;取其敛血在乎醋炒。用三分至八分。

木香

行滞气、燥湿气、驱(祛)寒气、开郁气、散结气。痧后腹痛不解者,此要药也。用一分至三分止。

檀香

痧后心腹疼痛不休,胸胁胀闷,寒凝气滞,得此而抒。若痧之始发,当知忌用。用一分至三分。

砂仁

顺气开郁,散痧消食,此始终可用之要药也。用三分至一钱。

穿山甲

土炒为末。透痧消痰,破痧托毒,善走经络之神剂也。故经

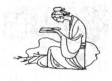

络有诸药所不到者,非此不达。用一分至五分。

童便

解瘀毒,消痰降火最速。定痛治血痢。痢下血水,诸药莫及。

天蚕

能治血分之痰。佐山甲透经络,以破瘀毒。用须炒末。用一分至二分。

乌药

善行周身之气。凡瘀气阻滞者,得此无处不到。用三分至五分。

红花、金银花、茜草

活血,解瘀毒。用六分至一钱。

山楂、莱菔子、麦芽、神曲

瘀为食壅,取其善消而不暴也。

大黄

大便不通,瘀气闭塞,非此不能攻而下之。用五分至一钱五分。

木通、车前、泽泻

瘀气郁阻,小便不利,在所当求。若热郁大重,不因小水,更在所禁。用二分至五分。

附篇

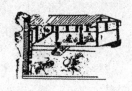
黄连、黄芩

冷性凝滞，痧中忌用。用须酒炒或姜汁制。

生地

凉血。血瘀者，非其所宜。

熟地、白芍

补血敛血，痧所大忌。

人参、黄芪、白术、山药

用之恐补毒气，痧所大禁（忌）。

甘草

用之恐成痧块难治，在所忌用。

白茯苓

恐其渗湿，实其痧气，俱在禁例。

细辛

透窍、破血、散痧之要药也。用七分至一钱。

姜黄

其性虽温，善能消痰下气，破恶血。用二分至四分。

贝母

川者专消热痰，土者兼破瘀血。用一钱至一钱五分。

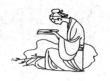

白芥子

胁下之痰，非此不达。用四分至六分。

半夏、白芷、苍术

性燥忌用。

竹沥

性寒，忌用。用须姜汁，方走经络。

雄黄、牛黄、胆南星、天竺黄

消痰丸中宜用。

麝香

开窍散痧，功亦甚大。

当归

头、身、尾各有所宜，用须斟酌。

柴胡

和解表里，专治少阳胆经寒热往来。用六分至一钱。

干葛

散阳明胃经之邪，兼能解渴。用六分至八分。

前胡

疏风、消痰、治嗽。表热者，宜用。用六分至八分。

附篇

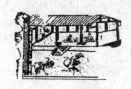

桑白皮

治嗽泻肺。用四分至八分。

马兜铃

泻肺嗽。用三分至五分。

杏仁

泻肺,润肠胃,利气,消痰涎。去皮尖用。用四分至一钱。

麦冬、天冬

润肺、消痰。一治其本,一治其标。去心用之。用七分至一钱五分。

三棱、蓬术

食积心疼,瘀毒阻滞痞闷者,宜用六分至八分。

五灵脂

善消宿血。血块凝滞不散,非此不破。用五分至八分。

龟甲

去两肋,酥炙为末。破宿血胜于灵脂。在胸者用上半截,在下者用下半截。

苏木

败恶血,新瘀者莫及。用五分至一钱五分。

延胡索

活血行气。气血凝滞作痛，用五分至一钱五分。

香薷

通上彻下，利水气。治暑气之要药。用五分至一钱。

厚朴

宽中治呕、消痰下气。用六分至八分。

牛膝

活血，引痧气下行。用八分至二钱。

木瓜、五味子

酸、敛忌用。

升麻

禁用。恐提痧气上升，而难遏也。

肉桂、附子、吴茱萸

禁用。恐助痧毒立刻有变也。

干姜

过服寒冷之水，宜少用之，善散寒气也。若用之不当，亦能助热毒，当忌。

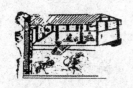

麻黄

发表太过,禁用。

薄荷

辛凉利窍、消肿解毒、清气清喉。用五分至一钱。

紫苏

疏风顺气。身热当用三分至六分。

明矾

解痧毒、消痰定痛。用之探吐宿食,甚妙。

玄参

清气消痰、滋阴润肺。但色黑止血,痧有瘀血忌用。

天花粉

性沉寒,止渴。痧毒未清者忌用,恐凝滞痧气也。

角刺

透毒,能引诸药至于痧毒血瘀之所,立奏其功。

牛蒡子

解痧毒、清喉,痧中要药。用七分至一钱。

乳香

消瘀血而不伤新血。痧症(证)用之以治血结。用五分至一

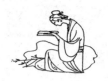

钱。

黑砂糖

活瘀血,解痧毒,故瘀血作痛者,得此则安。

没药

痧痛用之破瘀血。用四分至一钱。

食盐

解痧毒,定痛,用之吐去新食。

芋芳

治痧热,解毒。有痧患者,食之甘美。

晚蚕沙

解痧毒,治热。

阿魏

破积聚,逐恶血,其功甚大。

大麻仁

润大肠,肠胃燥结者,宜用。
其中分数,如遇西北强壮人,当加一、二、三倍,不可执一。

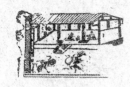
第二节 《痧方余议》

郁金

价贵时有换之以姜黄者,其二味温凉之性虽有不同,然以之治痧,下气消瘀,姜黄末为无效。若欲入心经,散郁消瘀,则痧毒攻心者,非郁金不能立奏其功,姜黄有所不及,故方中所载郁金切勿以姜黄代之。

穿山甲

土炒用。凡痧毒瘀血壅塞,阻而不通,得此透入经络,引诸药所不能到者,即到所犯经络血分之所。识者其留意焉。

黑丑

通上彻下,痧毒胀满,必须用此于丸散中,救人立功。凡破气之味,俱莫能及,但耗散真气,恐人有宜有不宜,故方中不载。

大黄

治食积阻痧毒。余为丸以备急用,其功莫大。若痧胀之极,必须急服此以攻之。恐病有宜有不宜,故方中虽载,不及细加,惟(唯)审病症(证)缓急轻重而行之[丑黄等分(份),粥丸。分稍冷汤下]。

第三节 《评半夏、藿香止吐》

凡治吐症(证),用半夏、藿香。独痧症(证)作吐,半夏性

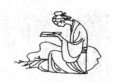

燥,须防益助火邪,断不可用,若藿香惟(唯)取其正气,以治秽浊。然亦必痧毒无阻,乃可俟冷饮之。倘或痧气有害于中,骤用此以止吐,反有闭门逐盗之忧。如肠胃有食积血瘀,留滞痧毒,用藿香香燥止吐,适长其毒,是宜知忌(下通痧毒,其吐自止)。

第四节 《评荆芥、细辛、防风、独活》

　　痧症(证)寒热不由外感,往往毒从鼻吸而入,搏激肌表。羌活、麻黄俱在所禁。若用荆芥、细辛善能透窍。盖恶毒之气,由窍而入,故用之,以治痧胀亦由窍而泄。若防风乃臣使之味,仅取为透窍之佐,不比麻黄、羌活专攻发表,反有升宣火毒之虑也。至如独活发散治热,其性至颈而还,力不能过发,且可活血解痧毒,是痧症(证)最要之味欤。

附篇

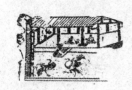

第三章　有关中医刮痧术的论文

　　笔者1999～2003年的时间里,完成了3篇有关刮痧术的论文。分别发表于《四川中医》、《中国针灸》、《黑龙江中医药》杂志上。代表了笔者当时对刮痧术从理论到临床实践方面的一些认识。这里笔者再将3篇文章做了一些文字修改,附于本书之后,以使读者能够进一步理解中医刮痧术。

经络刮痧的中医原理浅析

关键词:刮痧　外治法　经络理论

　　随着对刮痧疗法的不断研究,刮痧已不仅为一种行之有效的民间疗法,而且已经被医务工作者,特别是中医工作者运用于临床,成为归属于中医针灸的非常有效的"经络刮痧"外治法。下面以中医基础理论为依据,对经络刮痧的作用原理作一些阐释。

　　一、刮痧的方法,刺激皮肤络脉

　　经络刮痧是用特殊的刮具(现在临床多使用有锋刃的牛角板),在人体皮肤的特定部位,涂抹药液后,对其进行刮拭的一种方法。经络刮痧施术的部位主要是在十二皮部。《素问·皮部

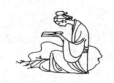

论》说:"凡十二经络脉者,皮之部也。"皮部是十二经脉及其所属络脉在皮表的分区也是络脉之气散布的所在。所以,经络刮痧所刺激的正是广泛散布在全身皮肤的细小络脉。经络刮痧的工具是(有锋刃的)牛角板,它类似于《灵枢·九针论》的"镵针"。张景岳《类经·针刺类·二》解释"镵针"时说:"此针身大,其近末约半寸许而渐锐之,共长一寸六分。"牛角板作为针具,其身硕大,刮板口有锋刃,如镵针状。《灵枢·九针论》阐述镵针的制针原则时说:"皮者肺之合也,人之阳也,故为之制针,必以大其头而锐其末,令勿得深入而阳气出。"因此,经络刮痧所用的牛角板,正是这种类似镵针不深入皮肤,只刺激皮肤络脉排除病邪的针具。

经络刮痧的操作手法,必须遵循不破皮肤的原则。这种不破皮肤的刮痧方法,正是《灵枢·官针》中所介绍的"半刺"法"无针伤肉,如拔毛状,以取皮气"。经络刮痧用刮痧板只刺激皮肤络脉,目的就是要排出皮肤络脉中的病气。可以看出,经络刮痧不论是施术的部位,使用的刮具,还是操作的手法,都符合《内经》关于浅刺络脉的理论和方法。

二、经络刮痧的机理,出痧疹排病邪

《灵枢·经脉》说:"诸刺络脉者,必刺其结上,甚血者虽无结,急取之,以泻其邪,而出其血。"因此各种刺络方法主要是一种泻出邪气的方法。而且是"泻邪"伴随着"出血"的。我们把这种现象。理解为"出血"是"泻邪"的手段。经络刮痧也不例外,只是将出血变成排出血性的痧疹,并以出疹为泻邪的手段,从皮肤络脉引导病邪排出体外。

络脉在中医理论中有在里在外的相对性。络脉受邪为病,也有从外而感或从内而伤的不同。《素问·缪刺论》说:"邪客于

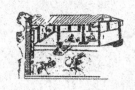

皮毛,入舍于孙络,留而不去,闭塞不通,不得入于经,流于大络,而生奇病也。"《灵枢·百病始生》说:"虚邪之中人也,始于皮肤,皮肤缓则腠理开,开则邪从毛发入……留而不去,则传舍于络脉……"指出了浅表的络脉受外来病邪的过程。邪在浅表络脉,正当用经络刮痧法,直接将病邪从皮肤络脉驱除体外。

叶天士认为"久病在络","久病入络","初为气结于经,久则血伤入络"。诸如郁证、痛证、癥瘕积聚等内伤病证,或者如疟证、痹证等处有外感之邪,迁延不愈的病证,都可因病邪郁久而侵犯在里的络脉,形成络脉瘀滞证候。病邪虽然在里,但仍然是络脉受邪,同样可以用经络刮痧法刺激相应的浅表络脉,以引导排解病邪。

三、经络刮痧的关键,辨证准施术巧

痧有两种含义:一是痧疹的征象,即经过刮痧后,皮肤出现红点如粟、突出皮肤、触之碍手的疹点,这是寄居于络脉的病邪被排出体外的现象。二是痧证,痧证不是一种独立的疾病,而是许多疾病在发展过程中出现的共同证候。痧证的临床表现是头昏重胀、胸烦郁闷、发热、全身酸胀倦怠乏力、四肢麻木、肌肉酸痛,重者可见胸闷烦躁、胸腹剧痛、上吐下泻,甚或猝然昏倒、面唇苍白、口噤不语、手足厥冷,或头额汗出如珠、唇舌青黑等。分析这些症状,首先可以看出痧证多是全身症状,这是络脉受邪的特点,其次是以痛证为主要临床表现的闭塞瘀阻症候群。络脉受邪,闭塞瘀阻的病机状态正是出现痧疹的病理基础,也是使用经络刮痧法的主要依据。

抓住痧证络脉受邪,闭塞瘀阻的病机状态,辨证刮痧就能很快把病邪通过皮肤络脉排出体外,从而对痧证进行有效的治疗。不管是何种疾病,只要出现了痧证的病理表现就可以根据痧证

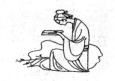

的病情新久、病势轻重、病者体质以及兼杂证候灵活使用经络刮痧法。但若病邪已经深入经脉，就不能单纯使用本法，而应当选用针刺穴位等更能深入经脉的方法。如果兼有气血逆乱，病邪内盛的证候，又当辅以汤剂，以荡涤体内之邪。若无络脉受邪，也无闭塞瘀阻的病机状态出现，相反是精气不足的虚证或虚实夹杂证候，则当禁用或慎用经络刮痧法。

综上所述，经络刮痧法是属于刺激皮肤络脉的方法，其机理符合《内经》的刺络泻邪理论，其运用更是遵循着辨证施治原则。它已经不是一种简单的民间刮痧疗法，而是既有理论指导，又有实践基础的新的刺络方法。相信这种方法一定会在临床推广，并能为刺络理论的研究开拓更广阔的思路。

（本文发表于《四川中医》1999 年第 4 期）

镵针辨

"镵针"是《内经》中所记载的古九针之一。它的渊源和其他的针具一样，都是来源于远古的"砭石"。

"镵"《说文》解释是"锐器也"。在《康熙字典》、《辞源》、《辞海》、《古汉语字典》等工具书中，都解释为古时候的一种刨土工具。

对"镵针"的记载，最早见于《内经》的《灵枢》中。《灵枢·九针十二员》说："九针之名，各不同形；一曰镵针，长一寸六分……镵针者，头大末锐，去泻阳气……"《灵枢·官针》又说："病在皮肤无常处者，取以镵针于病所，肤白勿取……"《灵枢·九针论》也说："镵针者，取法于巾针，去末寸半，卒锐之，长一寸六分，主热在头身也。"

附篇

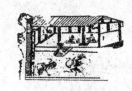

可以看出《灵枢》中，已经对镵针的形态——"头大末锐"，"取法巾针，去末寸半，卒锐之"；长短——"长一寸六分"；主要作用——"去泻阳气"；适应证——"病在皮肤无常处者"和"热在头身"的病人；以及禁忌事项——"肤白勿取"等，都作了简要地介绍。并且在《灵枢·九针论》中还介绍了古代制造镵针的用意。"皮者肺之合也，人之阳也。故为之制针，必以大其头而锐其末，令勿得深入而阳气出。"因此，镵针是古人专门为浅表刺激皮肤，治疗肺部等阳热证候的针具。

对镵针在具体形态上的论述，由于《灵枢》中没有图形和实物可以考证，历代对它的描述都是众说纷纭。就《灵枢》所记述的文字来讲，我们只知道镵针是一寸六分，针头大，末端锐利。《九针论》中说镵针"取法于巾针"，而张景岳的《类经·针刺类·二》"巾针、絮针、綦针等制，必古针名也，未祥（详）其义。"是无可考证的。《甲乙经·卷五·第二》及复刻《太素·二十一·九针所象》把巾针作为"布针"，到目前也不知其具体形态。因此医家们都推测，巾针、絮针、綦针为古代劳作用针。而这些针具均无实物考证。

最早对镵针进行形态描绘的年代是在元代。在此之后，历代对镵针形态的描述大致有两种分歧，一种认为镵针是头部宽大，在头部的边缘有较锐利的锋口，形如刮刀的医用刀具。如：《针灸摘英集》（元代杜思敬）《类经·针刺类·二》（明代张景岳）《针灸传真》（民国时期孙祥麟）等。它们对镵针都有详尽的图形描绘。

而另一种认为镵针是头部膨大，有针尖而锐利，形同箭头的针具。如：《针灸大成》（明代杨继洲）《医宗金鉴》（清代吴谦等）等，也有图形描绘，并且有明确的文字说明。《针灸大成》解释说："镵针……今之名箭头针是也。"《医宗金鉴》也解释说："镵者锐也,卒者尾也,谓此针长一寸六分上去末寸半,下只留一分之锋,欲浅刺不会深入也。"下面根据历代对镵针形态的两种记述,比较绘制如附图1。

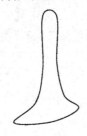

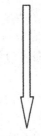

头部宽大的镵针刀具　　　　　头部膨大的箭头针

附图1　镵针的形态

那么本于《灵枢》的镵针是这两种说法中的哪一种呢? 是形同刮刀的刀具,或是形同箭头的针具呢? 根据有什么样的作用,其工具就应有与之相适应的形态结构的这个道理,让我们从《灵枢·官针》中所论述浅刺皮肤的刺法中,来分析辨识镵针的形状。

《灵枢·官针》中有关浅刺皮肤的刺法主要有两种,首先是"九刺"中的"毛刺"法——"毛刺者,刺浮痹皮肤也",是用针具刺激皮肤,治疗浮痹的一种刺法。其作用是消除浅表皮肤浮络痹阻的证候。然而怎样来浅表刺激皮肤呢? 在其后所记述的"五刺"中的"半刺"法,作了解释。"半刺者,浅内而疾发针,无针伤肉,如拔毛状,以取皮气,此肺之应也。"形象地论述了浅刺皮肤的具体方法。这就是刺激的手法一定要动作迅速,而且不破皮肤,不伤肌肉,如拔毛状般地进行刺激。为了体现这种刺法,一定要有相适应的针具。古九针中镵针是浅表刺激皮肤的针具。要用镵针完成这种刺法,一定要使镵针有能够完成这种

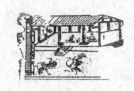

功能的形态结构。在生活实践中我们可以得到经验的证实,只有用面积较大的薄片刮拭皮肤,减小了单位面积上的压力,才容易达到不破皮肤、不伤肌肉的效果。也只有这种类似刮刀的针具才能完成只刺激皮肤络脉的作用。笔者认为古镵针的形态应该本于元代杜思敬的《针灸摘英集》,明代张景岳的《类经·针刺类·二》等所描述的镵针形态结构——是一种头部宽大并带有一定锋口的针刺刀具,而绝不是容易刺破皮肤的箭头针。

笔者从1997年在成都市市级医院首创中医刮痧治疗专科以来,在临床上一直以中医镵针浅刺皮肤的理论作指导,本于"大其头而锐其末"的制针原则,将牛角质地的刮痧板的一个边缘进行加工,打磨成非常光滑而又较锋利的刃口,其形状类似头部宽大又有锋口的古镵针。遵循《内经》有关刺络泻邪的理论,用该工具以半刺手法,浅刺皮肤,使皮肤出现血性痧疹,以排泄病邪,治疗络脉受邪、闭塞瘀阻的痧证及其伴发病证,收到了很好的疗效。下面根据《类经》所描绘的镵针示意图与笔者所用的刮痧板的示意图作一个比较,如附图2。

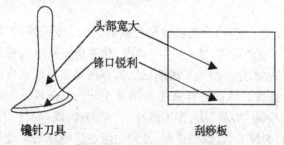

头部宽大

锋口锐利

镵针刀具　　　　　　　　　　刮痧板

附图2　镵针与刮痧板的关系图

从这幅比较图形中,我们可以清楚地看到,我们现在所用的刮痧板,就是秉承于古时镵针的形态的。因此笔者提出,在运用刮痧治疗方法的时候,也一定本于古镵针的应用法则,辨证刮

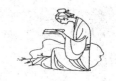

瘀。只有这样才符合我们中医的治法,避免对人体气血不必要的伤害,取得更好的临床效果。

(本文发表于《中国针灸》2002 年第 4 期)

经络刮痧前后白细胞变化分析

笔者于 2001 年 1 月 31 日到 7 月 10 日,在经过经络刮痧的 364 例病人中,对符合观察条件的 26 例病人,进行了经络刮痧前后的外周白细胞对比观察。现将观察结果及其讨论情况报告如下。

一、样本情况

本组 26 例病人,全部来源于 2001 年 1 月 31 日到 2001 年 7 月 10 日的经络刮痧专科治疗中。其中男性 8 人,女性 18 人。年龄在 25 岁到 69 岁之间,平均年龄为 44.19 岁。

(一)样本的诊断和纳入标准

1. 诊断标准

痧证是由风、湿、火之邪相搏,闭阻气机,瘀塞络脉而为病,痧证的主要表现,轻者多表现为头昏脑涨、胸烦郁闷、全身酸胀、倦怠无力、四肢麻木等;重者可见胸脘烦闷、胸腹剧痛、上吐下泻,甚者突然晕倒、面唇青白、口禁不语、手足厥冷,或头额汗出如珠,或全身无汗、青筋外露、痧点时隐时现、唇舌青黑等。当痧证形成后经过适当的皮肤刺激,在表皮部分极易出现各种形状的痧疹点。这是痧证的最大临床特征。

2. 纳入标准

纳入标准共七点。①刮痧前具备六点:A. 全身酸胀;B. 头脑

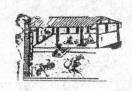

昏闷;C. 胸腹烦满;D. 周身困重;E. 肢体木强;F. 舌面腻苔。②刮痧后具备一点:G. 皮肤有痧疹出现。

对具备 A、F、G 三点,并具备其他任意两点以上者,均为纳入对象。

(二)样本的排除标准

1. 痧证的重度症状者;

2. 有严重的感染性疾病,白细胞总数在 $15 \times 10^9/L$ 以上者;

3. 有严重的皮肤传染性疾病和传染病者;

4. 有恶性肿瘤和血液恶性病变者;

5. 有严重出血倾向的病人;

6. 孕产妇患者。

二、检测方法及指标

(一)检测仪器

对 26 例样本,全部以我院门诊化验室所使用的,由美国生产的库尔特血液分析仪(COULTER A^{C}Tiff^{LU}分析仪)进行检测。该仪器目前被公认为国内检测外周白细胞最稳定的仪器。

(二)检测方法

为了使所检测的结果准确可靠,对样本的施术手法、治疗时间、刮痧程度、采血时间、采血部位等,都作了如下规定:

1. 施术手法

对样本的治疗,在定施术者、定刮具、定药油介质的条件下进行。被治疗者统一取坐稍前倾位。治疗部位统一为经络刮痧的常规刺激部位,其一是头部:以百会为中心的督脉经、太阳经、少阳经发际以内的皮部;其二是项部:督脉经、足太阳经及少阳经皮部;其三是背腰部:督脉经、足太阳经皮部;其四是双手尺泽

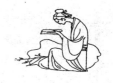
皮部。手法统一为常规刺络泻邪的"半刺"法(《灵枢·官针》中的"五刺"之一)。先用轻、短、快、推刺法;后用重、长、慢、拉刺法。

2. 治疗时间

治疗的时间统一规定为 25 分钟(±5 分钟)。

3. 刮痧程度

刮痧程度统一为以病人能忍受的皮肤刺激感觉,以及施术部位有明显的痧疹点或斑疹点出现为度。

4. 采血时间

对样本共进行两次采血。第一次采血时间统一为治疗前 2 小时以内;第二次采血时间统一为治疗后 3 小时(±15 分钟)。在两次采血之间,禁止观察对象做剧烈的运动;禁止使用任何影响白细胞系统的药物。

5. 采血部位

采血部位统一为左右手无名指。治疗前采左手,治疗后采右手。

(三)检测指标

WBC　　白细胞总数
LY%　　淋巴细胞百分比　　　　LY#　　淋巴细胞数
MO%　　单核细胞百分比　　　　MO#　　单核细胞数
GR%　　粒细胞百分比　　　　　GR#　　粒细胞数

三、检测结果

(一)26 例经络刮痧治疗前后的均数比较及其 P 值如附表 1:

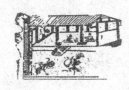
附表1　经络刮痧治疗前后的比较

项目	治疗前	s	CV	治疗后	s	CV	P 值
WBC(10^9/L)	6.45	1.30	0.20	7.55	1.52	0.20	<0.01
YL%	29.42	5.82	0.20	29.01	5.78	0.20	>0.05
MO%	4.83	1.05	0.22	4.8	1.01	0.21	>0.05
GR%	65.77	12.95	0.20	66.19	13.04	0.20	>0.05
LY#(10^9/L)	1.88	0.38	0.20	2.14	0.43	0.20	<0.01
MO#(10^9/L)	0.3	0.07	0.23	0.35	0.08	0.23	>0.05
GR#(10^9/L)	4.28	0.87	0.20	5.03	1.03	0.20	<0.01

注:s 为标准差;CV 为变异系数。

（二）26 例经络刮痧后白细胞总数及其分类的均数与正常值的比较

如附表2:

附表2　经络刮痧后白细胞与正常值的比较

项目	检测均数	正常值
WBC(10^9/L)	7.55	4～10
LY%	29.01	20.5～40.0
MO%	4.8	1.7～9.3
GR%	66.19	2.2～75.2
LY#(10^9/L)	2.14	1.2～3.4
MO#(10^9/L)	0.35	0.1～6
GR#(10^9/L)	5.03	1.4～6.5

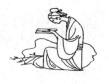

四、讨论

本组病例,在经络刮痧后白细胞总数有显著性增高的现象($P < 0.01$),充分证明这种现象具有相当的普遍性。

本组病例,在经络刮痧后白细胞绝对值均数和百分比均数的变化都是在正常的参数以内,因此经过经络刮痧治疗后的白细胞指标变化,大都是我们人体正常机能所能承受的。并且,其均数的变异系数,治疗前后都基本一致,可以提示经络刮痧对白细胞的刺激,是一个较平稳的刺激。

本组病例,淋巴细胞百分比、单核细胞百分比,在经络刮痧后的轻微下降现象,以及粒细胞百分比的轻微上升现象,均无显著性差异($P > 0.05$)。说明它们在经络刮痧后的变化,与经络刮痧之前,基本一致。可以证明,经络刮痧后的白细胞总数增高,对白细胞内部的构成比例没有破坏,结合经络刮痧后白细胞绝对值的变化仍在正常值范围之内,可以断定白细胞总数的增高是一种协调的良性增高。

本组病例,在经络刮痧后的淋巴细胞数、单核细胞数、粒细胞数均有增高现象。但是,只有淋巴细胞数和粒细胞数的增高具有统计学意义($P < 0.01$),单核细胞数的增高不具备统计学意义($P > 0.05$)。其粒细胞数和淋巴细胞数同时也显著性增高,与有关文献记载针刺穴位能够调整粒细胞的数量不同,可以证明经络刮痧较之针刺穴位,对白细胞系统的刺激作用更广泛一些。单核细胞无显著性增高,可以说明经络刮痧对单核细胞的刺激作用较小。

综上所述,根据本课题的观察结果,可以认为:经络刮痧在治疗痧证时,能对白细胞系统产生一种良性的增高刺激,而且,经络刮痧后,在粒细胞数显著性增高的同时,淋巴细胞数也显著

附篇

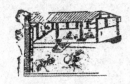

性增高,是最具有特点的现象。

（本文发表于《黑龙江中医药杂志》2003 年第 1 期）